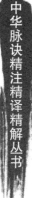

中华脉诀精注精译精解丛书

脉诀汇辨

精注／精译／精解

主 编◎孙贵香

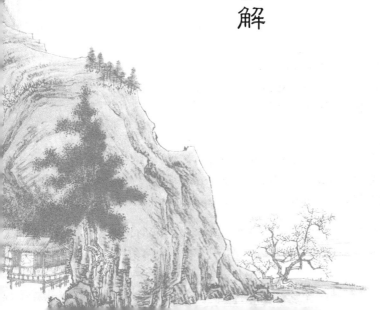

中国中医药出版社

·北 京·

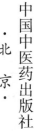

图书在版编目（CIP）数据

脉诀汇辨精注精译精解 / 孙贵香主编 . —北京：中国中医药出版
社，2018.6（2023.3重印）

（中华脉诀精注精译精解丛书）

ISBN 978-7-5132-3372-9

Ⅰ . ①脉… Ⅱ . ①孙… Ⅲ . ①脉学 – 中国 – 清代 ②《脉诀汇
辨》– 注释 ③《脉诀汇辨》– 译文 Ⅳ . ① R241.1

中国版本图书馆 CIP 数据核字（2016）第 102251 号

中国中医药出版社出版

北京经济技术开发区科创十三街 31 号院二区 8 号楼
邮政编码　100176
传真　010-64405721
河北品睿印刷有限公司印刷
各地新华书店经销

开本 880×1230　1/32　印张 9.5　字数 205 千字
2018 年 6 月第 1 版　2023 年 3 月第 3 次印刷
书号　ISBN 978 – 7 – 5132 – 3372 – 9

定价　39.00 元
网址　www.cptcm.com

服 务 热 线　010-64405510
购 书 热 线　010-89535836
维 权 打 假　010-64405753

微信服务号　zgzyycbs
微商城网址　https://kdt.im/LIdUGr
官 方 微 博　http://e.weibo.com/cptcm
天猫旗舰店网址　https://zgzyycbs.tmall.com

如有印装质量问题请与本社出版部联系（010-64405510）

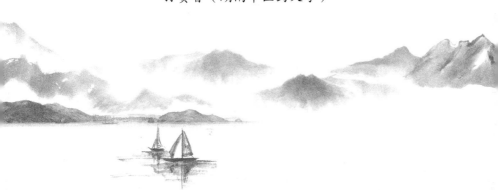

《脉诀汇辨精注精译精解》
编委会

主　　编　孙贵香

副 主 编　刘　伟　贾维丽

编　　委　（排名不分先后）

倪　佳　刘向华　夏帅帅

张冀东　杨晨筱　向　岁

刘倩倩　叶培汉　王　丹

杨玉芳　龚兆红　刘　琦

厉佳俊

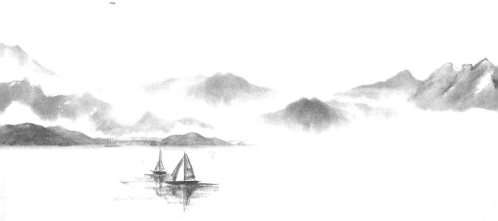

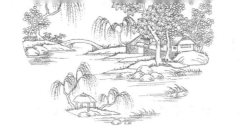

总序言

中华脉学是中医学的重要组成部分。脉诊是中医人不可或缺的重要技能之一。唐代杰出的医学家孙思邈曾这样说过:"夫脉者,医之大业也。既不深究其道,何以为医者哉!"可以想见,脉学在中医学领域的地位举足轻重。

早在《黄帝内经》中,就提出了三部九候脉法,在《难经》中则更是提出独取寸口诊脉法,《伤寒杂病论》中也是极其重视平脉辨证的,直到王叔和的《脉经》问世,把脉诊从学术的地位上升到学科的地位。

脉诊是中医临床工作人员的必备技能。明代著名的医学家徐春甫说:"脉为医之关键,医不察脉,则无以别证;证不别,则无可以措治。医惟明脉,则诚为良医,诊候不明,则为庸妄。"指出脉学是评判医者水平的标准。

然而,学习脉诊的难度又是业界所公认的。就连脉学的开山祖师王叔和也发出"胸中了了,指下难明"

的感叹；唐代著名医学家许胤宗也有"意之所解，口莫能宣"的感慨，清代闻名遐迩的医学家吴瑭也认为"四诊之法，惟脉最难，亦惟脉最可凭也"。这也说明脉学是中医学里最难学但又最重要的内容。

那么，脉学究竟能不能学好呢？答案是肯定的，但要学好脉学，不背一些脉诀怎么行？然而古今脉诀以歌诀体裁写成，犹怪世夐文隐，年移代革，其中隐藏的深意并非浅学所能窥造，因此，详细注解、翻译、阐发脉诀，对于后学者大有裨益。

"望龙光知古剑，觇宝气辨明珠"，事实上，中华脉学不啻古剑、明珠般宝贵。本套丛书精选《濒湖脉学》《诊家正眼》《脉诀汇辨》《脉药联珠》《四诊心法》《脉诀乳海》书中的脉诀部分，对歌诀进行精细校对，对术语生字详细注解，把歌赋心法进行白话翻译，对疑难重点详细解读。以期从多层面、多角度来阐发脉学真谛，揭开具有"脉理渊微，其体难辨"的脉学的神秘面纱，使"跨越时空、跨越国度、富有永恒魅力、具有现代价值"的中医学绽放异彩。

陈家旭

2017 年 7 月于北京中医药大学

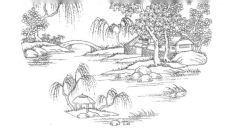

内容提要

　　《脉诀汇辨》汇辑了先秦至清初以前各医学名家脉学之精华，并以李氏脉学心要加以辨证发扬而成。内容包括脉论、二十八脉、运气、望诊、闻诊、问诊、医案、经络等。全书规模宏富，又切于临床实用，洋洋十万余言，为一部集大成式的脉学奇书，在中医脉学史上有着里程碑式的重要地位。本次《脉诀汇辨精注精译精解》选取《脉诀汇辨》中与脉学相关部分内容详加校勘、注释、解析、阐释。本书可供中医、中西医结合临床工作者及广大中医药爱好者阅读参考。

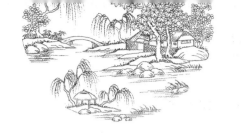

前　言

　　《脉诀汇辨》成书于 1664 年，清·李延昰辑著。李延昰(1628—1697)，字期叔，一字辰山，清代医家，系李中梓之侄，受医业而传家学，精于脉学，除本书外，另著有《药品化义》《医学口诀》和《痘疹全书》。全书 10 卷。其中，卷一为论著，载"多读书论""脉位法天地五行论"等共 13 篇，记述了李氏研究脉学的心得；卷二至卷六为四言脉诀，主要论述了浮、沉、迟、数、滑、涩、虚、实、长、短、洪、微、紧、缓、芤、弦、革、牢、濡、弱、散、细、伏、动、促、结、代、疾等 28 脉；卷七简明扼要地论述了望、闻、问三诊；卷八载运气，撮其大纲，阐明运气与脉法的关系；卷九选载李中梓医案 57 则，示范脉法在临床上的运用；卷十载十二经歌等 19 篇，简述了与脉学有关的经络脏象等；末附脉案图式，拟出一种诊断书的格式。该书为辨纠高阳生《脉诀》之舛谬及博览群

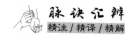

书，结合家学而辑成的"四言脉诀"五卷，以代高氏《脉诀》。

作者提出脉以浮、沉、迟、数、虚、实六者为纲，指出脉诊不可拘泥于成法，宜活泼圆通。如沉为主里，但表邪初感之盛者，阴寒束于皮毛，阳气不能外达，则脉必先沉紧，所以说沉不可概言里而攻下之。其强调望诊的重要性，又主张临证要四诊合参，不可偏废。该书对脉学理论汇之以全，辨之有据，论理有源，故书成以后，深受医家赞许，对后世影响很大。

《脉诀汇辨精注精译精解》精取原书关于脉学部分的第二、三、四、五、六、七卷，分为脉学基础、二十八脉象、诸脉主病、望闻问诊等四部分编写，并附录原文歌诀。本书较以往对《脉诀汇辨》的编撰更注重原文的注、解、释，从提要、注释、释文、解析四个方面对原文进行阐释，让读者对原文有更深刻而全面的了解。本书在编写过程中参考了《黄帝内经》《脉经》《濒湖脉学》等中医经典、脉学名著，对原文详加校勘，尽可能地还原作者李延昰对脉学的认识与见解，将这部脉学奇书的重点部分更加透彻地呈现在广大读者面前。

本参考书编写历时一年，虽经反复审改，但因水平有限，如若存在缺点和错误，肯定国内外通道批评指出，以便于进一步修改和完善。

孙贵香

2017 年 11 月

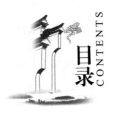

目录 CONTENTS

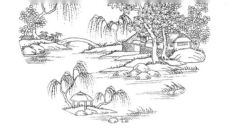

第一章　脉学基础

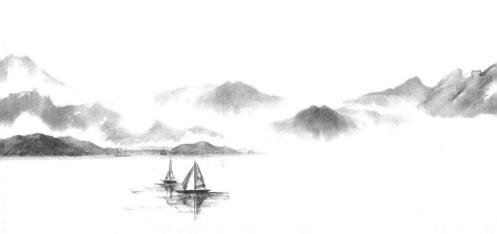

一、经脉与脉气

【原文】

脉为血脉①，气血之先②；血之隧道③，气息④应焉。

【提要】

该段主要论述脉的含义、生理及其与呼吸、血液的关系。

【注释】

①脉：原作"血派"，坊刻本作"血脉"，从之。

②先：先导。

③隧道：在山中或地下挖沟所成的通路。此处指脉管为血液运行之通路。

④息：一呼一吸谓之息。

【译文】

脉，即为血脉，是全身气血运行的先决条件，是气血运行的通道，且与呼吸相应。

【解析】

脉不同于经络。中医学先有"脉"的概念，明确认识到脉就是运行血液的通道。如《素问·脉要精微论》所言："夫脉者，血之府也。"而"经络"是秦汉时期诸家为了解释人体的

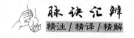

感传现象才确立的术语。脉管具有约束、控制和推进血液在脉中运行的作用。

【原文】

资①始于肾，资生于胃②；血脉气息，上下循环。

【提要】

此段讲脉气的生成。

【注释】

①资：获得、取得。

②资生于胃：脾胃为后天之本，由其化生的水谷精微不断滋养脉气。

【译文】

脉气根源于先天之肾气，充养于后天之脾胃。血在脉中靠气的推动而运行，"循环往复、如环无端"。

【解析】

脉搏之所以能够搏动不休，主要是由于"脉气"的存在。"脉气"，可以理解为经脉本身的一种机能。这种机能的获得需要先天肾气和后天胃气的不断供给而得以存在。人未有此身，先有此肾，气血藉之以立基。而神根据于气，气根据于血，血资于谷，谷本于胃；是知胃气充则血旺，血旺则气强，气强则神昌。故曰："先天之根本在肾，后天之根本在脾。"

【原文】

十二经中，皆有动脉①；惟②手太阴③，寸口④取决。

【提要】

此段讲"寸口"诊脉的意义。

【注释】

①动脉：指可触及的脉搏搏动的部位。

②惟：只有，仅仅。

③手太阴：手太阴肺经。

④寸口：两手前臂桡动脉搏动处。又称"气口"或"脉口"。

【译文】

全身十二正经中，每条经脉在体表所过部位都有可以切到脉动的地方，但只有手太阴行于寸口的部位，可以作为诊断疾病的依据。此经属于肺脏，向上联系咽喉，是各条经脉汇聚之所，与呼吸之气的出入有密切联系。

【解析】

何谓"寸口"？即两手前臂桡动脉搏动处，为肺经所过。为何称其为"寸口"？"寸"，因此部位全长一寸九分（同身寸）；"口"是出、入、往、来之意。古有"三部九候"法，有"人迎趺阳"法，且全身正经十二，每一经脉都有可以切诊脉动的地方，为何独取寸口？究其原因，第一，寸口为脉之大会，手太阴肺经所在，肺主气，朝百脉，人体之脉皆会聚于寸口，故脏腑气血盛衰，周身血脉之变化，皆可由此反映出来。如《难经·一难》曰："十二经皆有动脉，独取寸口以决五脏六腑死生之法，何谓也？然寸口，脉之大会，受太阳之脉动也。"第二，肺、脾两脏皆属太阴，手太阴肺经起于中焦，中焦脾胃为后天之本，脏腑精气化生之源。脾胃受纳、运化功能的强弱，决定着脏腑精气血脉的盛衰，所以"独取寸口"，可定生化之源的变化和脏腑的影响。第三，方便易行，便以诊察，并在长期医疗实践中积累了丰富的经验，经历代医学的验证和整理提高，成为有系统的理论，经得起实践的考验。

【原文】

脉之大会①，息之出入；一呼一吸②，四至③为息。

【提要】

此段讲脉动与呼吸间的关系。

【注释】

①脉之大会：指寸口脉处。
②一呼一吸：指一次吸入和呼出。
③四至：指脉跳动四次。

【译文】

切寸口脉时，医者调匀气息，在医者的一次呼吸时间内，脉搏跳动四次者为平脉。

【解析】

脉的跳动与呼吸节律是有较强相关性的，在医者调匀气息后，其呼吸之间，脉来四至者为平脉；但间有五至者，也不能轻易诊断其为病脉。因人的气息，时长时短。凡鼓三息，必有一息之长，鼓五息，又有一息之长，名为太息。故若认为脉必有四至为平，五至便为太过，则过于武断。因若正当太息之时，则也应认为其为平脉，因此息之长，非脉之急也。但若非太息，则其应正合四至也。

【原文】

呼吸既定，合为一息①；日夜一万，三千五百②。

【提要】

此段讲一天之间呼吸的次数，同时也可反映脉动的次数。

【注释】

①一息：指一呼一吸。
②三千五百：此要结合前面的一万共同计算，合为一万三千五百次。

【译文】

一呼一吸之间为一息，一昼夜，要呼吸一万三千五百次。

【解析】

呼出于阳，吸入于阴。一呼脉二至，一吸脉二至，合四至为一息。一日一夜共计之，约一万三千五百息。注意：此

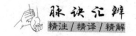

次数为约数。人的呼吸次数确定了，则脉的跳动次数也随之确定。

【原文】

呼吸之间，脉行①六寸；八百十丈②，日夜为准③。

【提要】

此段讲一昼夜间脉运行的长度。

【注释】

①行：运行。

②八百十丈：八百一十丈，此也为约数。

③准：准则，准度。

【译文】

一次的一呼一吸之间，脉运行六寸。以一万三千五百息算之，一昼夜共运行八百一十丈。

【解析】

即此一呼一吸计之，一呼气行三寸，一吸气行三寸，呼吸既定，脉气行去六寸。以一万三千五百息算之，共得八百一十丈。以脉数之十六丈二尺折算，应周行身五十度，此昼夜脉行之度数准则也。按越人《难经·二十三难》云：脉数总长十六丈二尺（任、督、二跷在内）。以一呼一吸行六寸算之，昼夜一万三千五百息，共计八百一十丈。周于身者，得五十度。

【原文】

凡诊病脉，平旦^①为准；虚静^②凝神，调息^③细审^④。

【提要】

此段讲诊脉的最佳时间和医者诊脉时的精神状态。

【注释】

①平旦：清晨。太阳露出地平线之前，天刚蒙蒙亮的一段时候称"平旦"，也就是我们现在所说的黎明之时。用地支表示这个时段则为寅时，即每天清晨的3～5时，即我们古时讲的五更。

②虚静：指心中虚空无妄想。

③调息：指调匀呼吸。

④审：审查，考虑。

【译文】

诊脉的时间，以在清晨、天刚蒙蒙亮时最宜；同时医者应使自己心中无杂念，凝神静气，调匀呼吸，仔细审查、参详。

【解析】

平旦者，阴阳之交也。阳主昼，阴主夜；阳主表，阴主里。《灵枢·口问》曰："阳气尽，阴气盛，则目瞑。阴气尽而阳气盛，则寤矣。"故诊法当于平旦之时，阴气正平而未动，阳气将盛而未散，饮食未进，谷气未行，故经脉未盛，络脉调匀，气血未至扰乱，脉体未及更改，乃可以诊有病之脉。又切脉之道，贵于精诚，嫌其扰乱，故必心虚而无妄想，身静而不

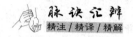

言动，然后可以得脉之妙也。

二、部位与诊法

【原文】

诊人之脉，令仰①其掌；掌后高骨②，是名关上。审位既确③，可以布指④；疏密得宜，长短不失。

【提要】

此段讲诊脉的姿势，包括患者的手掌放置状态及医者诊脉时的手指排布状态。

【注释】

①仰：仰手，指掌心朝上的姿势。

②掌后高骨：指腕部桡骨茎突处。

③确：准确。

④布指：排布手指，指医者诊脉时的手指排布。

【译文】

诊脉时，要让患者掌心朝上放置，医者要观察好掌后高骨，其对应的位置即为关脉处。位置定好后，才可布指，布指时三指的排列应疏密适当。

【解析】

凡诊脉者，令人仰手，医者覆手诊之。掌后有高骨对平处谓之关上，看定部位，徐以中指先下于关部，次以食指下于寸部，次以无名指下于尺部。各人身高不同，人长则下指宜疏，人短则下指宜密。医者指甲不可过长，长则指头不能取齐，难于候脉。且沉取之时，指甲长则按处必有深痕，尤其是女性的话，则更为不便。

【原文】

布指轻重，各自不同；曰①举按寻②，消息③从容。

【提要】

此段讲诊脉时医者手指按压力度的轻重。

【注释】

①曰：比如，举例。
②举按寻：指医者手指用力的不同状态。
③消息：增减。

【译文】

诊脉时，医者手指按压的力度，根据情况各有不同。比如轻手取之的"举"，重手取之的"按"，不轻不重，委曲取之的"寻"，指力增减应从容有序。

【解析】

看脉唯在指法之巧。"举、按、寻"的掌握，急需体认。如举必先按之，按则必先举之，以举物必自下而上，按物必自上而下也。举中有按，按中有举，抑扬反复，则可得也。《难经·五难》曰："脉有轻重，何谓也？然：初持脉，如三菽之重，与皮毛相得者，肺部也。如六菽之重，与血脉相得者，心部也。如九菽之重，与肌骨相得者，脾部也。如十二菽之重，与筋平者，肝部也。按之至骨，举指来疾者，肾部也。"盖言脉有六部，轻重不同。凡持脉者，下手当明举按之法，先轻手取浮，而后重手取沉。肺脉甚浮而先得，故经文曰"初持脉"三字，心、脾、肝、肾脉一脏重于一脏。肺主皮毛，心主血脉，脾主肌肉，肝主筋，肾主骨。相得者，得其所主之分，而即得其本部之脉也。

【原文】

关①前为阳，关后为阴；阳寸阴尺②，先后推寻③。

【提要】

此段讲寸、关、尺各脉的阴阳属性。

【注释】

①关：指关脉。

②阳寸阴尺：指寸脉为阳，尺脉为阴。

③推寻：推敲，寻找。

【译文】

关脉前为阳，关脉后为阴，即寸脉为阳，尺脉为阴，须先后仔细推寻。

【解析】

关前寸为阳，关后尺为阴。关居中为阴阳界，而阴阳则互交于此。寸候上焦，关候中焦，尺候下焦，须先后细为推寻，推其虚实，寻其体象也。

【原文】

男子之脉，左大为顺①；女人之脉，右大为顺。

【提要】

此段讲男、女左右手脉象大小不同，所昭示的疾病轻重不同。

【注释】

①顺：顺利，好。

【译文】

男子的脉，左手脉大为顺，而女子的脉，则右手脉大为顺。

【解析】

朱丹溪曰："脉分属左右手。心、小肠、肝、胆、肾、膀胱在左，主血；肺、大肠、脾、胃、命门在右，主气。男以气成胎，故气为之主。女以血为胎，故血为之主。若男子久病，气口充于人迎者，有胃气也，病虽重可治。反此者则逆。阴气右行，阳气左行。男子阳气多，则左脉大为顺；女子阴气多，则右脉大为顺。

【原文】

男尺①恒②虚，女尺恒盛。

【提要】

此段讲男、女尺脉的不同。

【注释】

①尺：指尺脉。

②恒：总是，恒定。

【译文】

男子的尺脉总是偏虚，而女子的尺脉总是偏实。

【解析】

寸为阳，尺为阴。男子属阳，女子属阴。故男子尺脉虚，象离中虚也；女人尺脉盛，象坎中满也。男女脉同，同于定位；惟尺则异，异于盛衰。

【原文】

阳弱阴强，反①此则病②。

【提要】

此段讲男、女寸脉与尺脉强弱应有的状态。

【注释】

①反：相反。
②病：生病，得病。

【译文】

男子的尺脉偏弱、女子的尺脉偏强是正常的。反之，则为疾病状态。

【解析】

男子尺脉偏弱，女子尺脉偏盛，故男女之脉不同。若男子尺脉盛，女子尺脉弱，则为相反而病矣。吴崑曰："男子以阳为主，故两寸脉常旺于两尺脉。若两寸脉反弱，两尺脉反盛者，肾气不足也。女子以阴为主，故两尺脉常旺于两寸脉，若两尺脉反弱，两寸脉反盛者，上焦有余也。不足固病，有余亦病，所谓过犹不及也。"

【原文】

关前一分，人命之主。左偏紧盛，风邪在表；右偏紧盛，饮食伤甲。

【提要】

此段讲左右掌关前一分的紧脉各自所代表的不同疾病

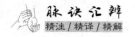

状态。

【译文】

关脉前一分处的脉（左为胆脉，右为胃脉），与人的疾病密切相关。左侧脉偏紧者，说明是表证（风邪入侵）；右侧脉偏紧者，说明是里证（饮食所伤）。

【解析】

关前一分者，寸关尺各有三分，共得九分，虽为关前一分，但其仍在关上。故左关之前一分，辨外因之风；右关之前一分，辨内因之食。寸关尺三部，各占三分。左关之前一分，属少阳胆部，胆为风木之司，故紧盛则伤于风也。因风木主天地春升之令，万物之始生也。《素问·灵兰秘典论》曰："肝者，将军之官，谋虑出焉。"肝与足少阳胆相为表里。"胆者，中正之官，决断出焉。"人身之中，胆少阳之脉行肝脉之分外，肝厥阴之脉行胆脉之位内，两阴至是而交尽，一阳至是而初生，十二经脉至是而终。且胆为中正之官，刚毅果决，凡十一脏咸取决于胆。故左关之前一分，为六腑之源头，为诸阳之主宰，察表者之不能外也。右关之前一分，属阳明胃部，中央湿土，得天地中和之气，万物所归之乡也。又曰："脾胃者，仓廪之官，五味出焉。"土为君象，土不主时，寄王于四季之末，故名孤脏。胃为五脏六腑之海，清气上交于肺，肺气从太阴而行之，为十二经脉之始。故右关之前一分，为五脏之隘口，为百脉之根源，察里者不能废也。另外肝胆主春令，春气浮而上升，阳之象也，阳应乎外，故以候表焉。脾胃为居中，土性凝而重浊，阴之象也，阴应乎内，故以候里焉。若左寸之前违度，则生生之本亏；右寸之前先发，则资生之元废。

【原文】

神门①属②肾，两③在关后；人无二脉④，必死不救。

【提要】

此段讲左右肾脉的有无对人的重要作用。

【注释】

①神门：此神门不是心经上的神门穴，这里特指肾脉。

②属：归属。

③两：此指左右两肾脉。

④二脉：此同指左右两肾脉。

【译文】

关脉后的两尺脉属于肾脉，若此两尺脉摸不到的话，则此疾病属于危重状态。

【解析】

《难经·十四难》曰："上部无脉，下部有脉，虽困无能为害。夫脉之有尺，犹树之有根，枝叶虽枯槁，根本将自生。"两尺脉属肾水，是人之元神在焉。即《难经·八难》所谓三焦之原，守邪之神，故为根本之脉，而称神门也。若无此二脉，则根本败绝，决无生理。

【原文】

脉有七诊①，曰浮中沉；上下左右，七法①推寻。

【提要】

此段讲脉的浮、中、沉、上、下、左、右七种诊法。

【注释】

①七诊七法：浮、中、沉、上、下、左、右，七部探查，为七诊七法。

【译文】

脉有七种诊法，分别是浮、中、沉、上、下、左、右，诊脉时应仔细推寻。

【解析】

浮者，轻下指于皮毛之间，探其腑脉也，表也。中者，略重指于肌肉之间，候其胃气也，半表半里也。沉者，重下指于筋骨之间，察其脏脉也，里也。上者，即上竟，上者胸喉中事也，即于寸内前一分取之。下者，即下竟，下者少腹腰股膝胫足中事也，即于尺内后一分取之。左右者，即左右手也。凡此七法，共为七诊。又《素问·三部九候论》曰："独大者病，独小者病，独疾者病，独迟者病，独寒者病，独热者病，独陷下者病。"王冰注曰："诊凡有七者，此之谓也。"盖指病者而言。故曰："七诊虽见，九候皆从者，不死。"七法推寻者，宜详细推求脉之浮沉、迟数、脉形、脉位也。诊察阴阳、虚实、寒热、表里，须尽诸症情，方不致疏漏错谬。故诊脉不可疏漏，七法亦不可疏漏。

【原文】

又有九候①，即浮中沉；三部②各三，合③而为名；每候五十，方合④于经⑤。

【提要】

此段讲脉九候的由来及每候的脉动次数。

【注释】

①九候：指寸、关、尺三部脉，每部脉又有浮、中、沉三候，共九候。

②三部：指寸、关、尺三部脉。

③合：合起来，相加，总共。

④合：符合。

⑤经：这里指《难经》。

【译文】

脉有寸、关、尺三部，每部又有浮、中、沉三候，合起来共九候，由此而有九候的由来。每候必有五十动，方符合《难经》的大衍之数。

【解析】

柳东阳（明代医家）曰："今人指到腕臂，即云见了，五十动岂弹指间事？凡九候共得四百五十，两手合计九百，方与经旨相合也。"《素问·三部九候论》曰："天之至数，始于一，终于九焉。一者天，二者地，三者人。因而三之，三三者九，以应九野。故人有三部，部有三候。"则以天地人言上中下，谓之三才。以人身言上中下，谓之三部。于三部中而各分其三，谓之三候。三而三之，是为三部九候。盖上古诊法，于人身三部九候之脉，各有所取，以诊五脏之气，而针邪除疾，非独以寸口为言也。如仲景上取寸口，下取趺阳，是亦此意。自《十八难》专以寸口而分三部九候之诊，以其简捷，言脉者靡不宗之，然非古法。

【原文】

上下、来去、至止六字；阴阳虚实，其中奥旨①。

【提要】

此段讲脉的阴阳虚实。

【注释】

①奥旨：奥妙，宗旨。

【译文】

上下、来去、至止六个字，足以阐明脉的阴阳虚实各态。

【解析】

医者临证，应谨记阴阳二字。证有阴阳，脉亦有阴阳，故以脉之阴阳测证之阴阳也。有生机为阳，无生机为阴。脉来有根，则有生机。而下为根，下而上为有根，里为根，脉来源源不绝为有根。上而无下为无根，去而不来为无根，止而不至为无根。有根则脉和，脉和则有生机，反之，则无生机。上者为阳，来者为阳，至者为阳；下者为阴，去者为阴，至者为阴。上者，自尺部上于寸口，阳生于阴也。下者，自寸口下于尺部，阴生于阳也。脉有上下，是阴阳相生，病虽重不死。来者，自骨肉之分，出于皮肤之际，气之升也。去者，自皮肤之际，还于骨肉之分，气之降也。脉有来去，是表里交泰，病虽重必起。此谓之人病脉和也。若脉无上下来去，死无日矣。故曰：脉不往来者死。若来疾去徐，上实下虚为癫厥；来徐去疾，上虚下实为恶风也。至者，脉之应。止者，脉之息也。止而暂息者愈之疾，止久有常者死也。按《素问·阴阳别论》云："谨熟阴阳，无与众谋。所谓阴阳者，去者为阴，至者为阳；静者为阴，动者为阳；迟者为阴，数者为阳。"阴阳之理，不可不熟，故曰谨。独闻独见，非众所知，故曰无与谋。

【原文】

包络①与心，左寸之应②。惟胆与肝，左关所认。膀胱及肾，左尺为定③。胸中及肺，右寸昭彰④。胃与脾脉，属⑤在右关。大肠并肾，右尺班班。

【提要】

此段讲左右寸关尺脉所各自代表的脏腑。

【注释】

①包络：指心包络。

②应：相应，对应。

③定：定位、确定。

④昭彰：显示，定位。

⑤属：属于。

【译文】

心包络与心，与左手的寸脉相对应。肝与胆，与左手的关脉相对应。膀胱与肾，与左手的尺脉相对应。胸部与肺，与右手的寸脉相对应。胃与脾，与右手的关脉相对应。大肠与肾，与右手的尺脉相对应。

【解析】

心包络与心脉，皆在左手寸上。胆脉及肝脉，皆在左手关上。膀胱及肾脉，皆在左手尺上。肺脉在右手寸上。胃与脾脉，皆在右手关上。大肠与肾脉，皆在右手尺上。若寸主上焦以候胸中，关主中焦以候膈中，尺主下焦以候腹中，此人身之定位也。滑伯仁以左尺主小肠、膀胱、前阴之病，右尺主大肠、后阴之病，可称千古只眼。胸中属阳，腹中属阴，大肠、小肠、膀胱、三焦所传渣滓水液浊气皆阴，唯腹中可以位置；非若胃为水谷之海，清气在上，胆为决断之官，静藏于肝，可得位之于中焦也。心主高拱，重重隔膜遮蔽，惟心肺居之。

《素问·金匮真言论》曰："肝、心、脾、肺、肾，五脏为阴。胆、胃、大肠、小肠、三焦、膀胱，六腑为阳。"《素问·灵兰秘典论》曰："心者，君主之官，神明出焉。肺者，相傅之官，治节出焉。肝者，将军之官，谋虑出焉。胆者，中正之官，决断出焉。膻中者，臣使之官，喜乐出焉。脾胃者，仓廪之官，五味出焉。大肠者，传导之官，变化出焉。小肠者，受盛之官，化物出焉。肾者，作强之官，伎巧出焉。三焦者，决渎之官，水道出焉。膀胱者，州都之官，津液藏焉，气化则能出焉。"此以腑中足十二脏之数，则是配手厥阴者，实膻中也。及《灵枢》叙经脉，又见包络而无膻中，然曰："动则喜笑不休"，正与"喜乐出焉"之句相合矣。夫喜笑者，心火所司，则知其与心应也。独膻中称臣使者，君主之亲臣也。繇是则包络即为膻中，断无可疑。膻中以配心脏，自有确据。以心君无为而治，肺为相傅，如华盖之覆于心上，以布胸中之气，而治理其阴阳；膻中为臣使，如包裹而络于心下，以寄喉舌之司，而宣布其政令。第心火寂然不动，动而传之心包，即合相火。设君火不动，不过为相火之虚位而已。三焦之火，传入心包，即为相火。设三焦之火不上，亦不过为相火之虚位而已。《素问·血气形志》谓："手少阳与心主为表里"，《灵枢·经脉》谓："手厥阴之脉，出属心包络，下膈。历络三焦。手少阳之脉，散落心包，合心主。"正见心包相火与手少阳相火为表里，故历络于上下而两相输应也。心君泰宁，则相火不动，而膻中喜乐出焉。心君扰乱，则相火从之，而改其常度。心包所主二火之出入关系甚重，是以亦得分手经之一，而可称为府也。

《灵枢·灵卫生会》曰："上焦出于胃上口，并咽以上贯膈，而布胸中……中焦亦并胃中，出上焦之后，泌糟粕，蒸精液，化精液而为血……下焦者别回肠，注于膀胱而渗入焉。水谷者，居于胃中，成糟粕，下大肠，而成下焦。"又曰："上焦如雾，中焦如沤，下焦如渎。"繇是则明以上中下分三焦矣。又曰："密理厚皮者，三焦厚；粗理薄皮者，三焦薄。"繇是则明有形象矣。又按《灵枢·本输》曰:"三焦者,中渎之府也,水道出焉,属膀胱,是孤之府也。"谓之中渎者,以其如川如渎,源流皆出其中,即水谷之入于口,出于便,自上而下,必历三焦。故曰:中渎之府,水道出焉。膀胱受三焦之水,而当其疏泄之道,气本相根据,理同一致,故三焦下输出于委阳,并太阳之正,入络膀胱,约下焦也。然于十二脏之中,惟三焦独大,诸脏无与匹者,故曰是孤之府也。要知三焦虽为水渎之府,而实总护诸阳,亦称相火,是又水中之火府。故在《灵枢·本输》曰:"三焦属膀胱。"《素问·血气形志》曰:"少阳与心主为表里。"盖其在下者为阴,属膀胱而合肾水,在上者为阳,合包络而通心火,此三焦之所以际上极下,象同六合,而无所不包也。

心、肝、脾、肺俱各一候,惟肾一脏而分两尺候者,谓肾有两枚,分列于腰脊之左右。有种说法为左为肾,右为命门。但考诸《明堂》《铜人》等经,命门一穴,在督脉十四椎下陷中,两肾之间。故命门究为何解,读者可自行参详。

【原文】

尺外①以候②肾,尺里③以候腹。

【提要】

此段讲尺脉外侧和里侧所代表的部位。

【注释】

①尺外:此指尺脉的前半部。

②候:代表,反映。

③尺里：此指尺脉的后半部。

【译文】

尺脉的前半部反映肾的病候，尺脉的后半部反映腹的病候。

【解析】

尺外者，尺脉前半部也。尺里者，尺脉后半部也。前以候阳，后以候阴。人身以背为阳，肾附于背，故外以候肾。腹为阴，故里以候腹。所谓腹者，凡大小肠、膀胱，皆在其中矣。以下诸部，俱言左右，而此独不分者，以两尺皆主乎肾也。

【原文】

中附上①，左外②以候肝，内③以候膈④。

【提要】

此段讲左侧关脉外侧和里侧所代表的部位。

【注释】

①中附上：此指关脉。
②左外：此指左关脉的前半部。
③内：此指左关脉的后半部。
④膈：通"膈"。

【译文】

左关脉的前半部反映肝的病候，左关脉的后半部反映膈的病候。

【解析】

中附上者，言附尺之上而居关中，即关脉也。左外者，言左关前半部。内者，言左关后半部。肝为阴中之阳，而亦附近于背，故外以候肝，内以候鬲。举一鬲而中焦之膈膜、胆府皆在其中矣。

【原文】

右外①以候胃，内②以候脾。

【提要】

此段讲右侧关脉外侧和里侧所代表的部位。

【注释】

①右外：此指右关脉前半部。
②内：此指右关脉的后半部。

【译文】

右关脉的前半部反映胃的病候，右关脉的后半部反映脾的病候。

【解析】

右关之前，所以候胃。右关之后，所以候脾。脾胃皆中州之官也，而以表里言之，则胃为阳，脾为阴，故外以候胃，内以候脾也。另，寸口者，手太阴也。太阴行气于三阴，故曰：三阴在手，而主五脏。所以本篇只言五脏，而不及六腑。然胃亦腑也，而此独言之，何也？经所谓五脏皆禀气于胃，胃者，五脏之本也。脏气者，不能自致于手太阴也，故胃气当于此察之。又《五脏别论》云："五味入口藏于胃，以养五脏气，气口亦太阴也。是以五脏六腑之气味，皆出于胃，变见于气口。"然则此篇虽只言胃，而六腑之气亦并见乎此矣。

【原文】

上附上①，右外②以候肺，内③以候胸中④。

【提要】

此段讲右侧寸脉外侧和里侧所代表的部位。

【注释】

①上附上：此指寸脉。
②右外：此指右寸脉的前半部。
③内：此指右寸脉的后半部。
④胸中：此泛指膈以上部位。

【译文】

右寸脉的前半部反映肺的病候，右寸脉的后半部反映膈以上胸中的病候。

【解析】

上附上者，言上之义上，则寸脉也。五脏之位，唯肺最高，故右寸之前以候肺，右寸之后以候胸中。胸中者，膈膜之上皆是也。

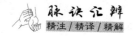

【原文】

左外①以候心，内②以候膻中③。

【提要】

此段讲左侧寸脉外侧和里侧所代表的部位。

【注释】

①左外：此指左寸脉前半部。

②内：此指左寸脉的后半部。

③膻中：此指心包络。

【译文】

左寸脉的前半部反映心的病候，左寸脉的后半部反映心包络的病候。

【解析】

心肺皆居膈上，故左寸之前以候心，左寸之后以候膻中。膻中者，即心包络之别名也。另，五脏所居之位，皆五行一定之理。火旺于南，故心居左寸。木旺于东，故肝居左关。金旺于西，故肺居右寸。土旺于中，而寄位西南，故脾胃居右关。此即河图五行之次序也。

【原文】

前①以候前②，后③以候后④。

【提要】

此段主要论述了寸、尺脉与身体上下部位的关系。

【注释】

①前：寸脉。

②前：身体上半部。

③后：尺脉。

④后：身体下半部。

【译文】

寸脉一般主身体上半部的疾病，尺脉一般主身体下半部的疾病。

【解析】

此段重申了前后的意义。统而言之，寸为前，尺为后；分而言之，上半部为前，下半部为后。

【原文】

上①竟②上③者，胸喉中事也。下④竟下⑤者，少腹腰股膝胫足中事也。

【提要】

此段讲寸脉以上的脉，以及尺脉以下的脉所代表的人体部位。

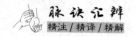

【注释】

①上：此指寸脉。

②竟：通"尽"，尽头。

③上：上部。

④下：此指尺脉。

⑤下：下部。

【译文】

寸脉以上的脉，反映胸喉的病候。尺脉以下的脉，反映少腹腰股膝胫足的病候。

【解析】

寸脉的上部，在脉则尽于鱼际，在体则应乎胸喉也。尺脉的下部，在脉则尽于尺部，在体则应乎少腹，腰胫足也。此篇首言之尺，此言中附上而为关，又言上附上而为寸，皆自内以及外者，盖以太阴之脉，从胸走手，以尺为根本，寸为枝叶也。故曰：凡人之脉，宁可有根而无叶，不可有叶而无根。另，内外二字，诸家之注，皆云内侧。若以侧为言，必脉形扁阔，或有两条者乃可耳。不然，则于义不通矣。如前以候前，后以候后，上竟上，下竟下者，皆内外之义也。

【原文】

推①而外之，内而不外，有心腹积②也。

【提要】

此段讲脉沉而不浮所代表的病候。

【注释】

①推：推测，推求，考察。

②积：积聚。

【译文】

按脉浮取不见，沉取则脉沉迟不浮，是病在内而非在外，故知其心腹有积聚病。

【解析】

推者，察也，求也。凡诊脉先推求于外，若但沉脉而无浮脉，是有内而无外矣，故知其病在心腹而有积也。

【原文】

推而内之，外而不内，身有热①也。

【提要】

此段讲脉浮而不沉所代表的病候。

【注释】

①热：发热，指表证发热。

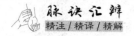

【译文】

按脉沉取不显，浮取则脉浮数不沉，是病在外而不在内，当有身发热之症。

【解析】

推求于内，浮而不沉，则病在外而非内矣。惟表有邪，故身热也。

【原文】

推而上之，上而不下，腰足清①也。

【提要】

此段讲上盛下虚脉所代表的病候。

【注释】

①清：冷。

【译文】

诊脉时，若上部脉强盛，下部脉虚弱，则此为上盛下虚脉，故腰足处会虚冷。

【解析】

推求于腰，上部则脉强盛，下部则脉虚弱，此上盛下虚也，故腰足清冷也。上下有二义：以寸关尺言之，寸为上，尺为下也；以浮中沉言之，浮为上，沉为下。

【原文】

推而下之，下而不上，头项痛也。

【提要】

此段讲上虚下盛脉所代表的病候。

【译文】

诊脉时，若上部脉虚弱，下部脉强盛，则此为上虚下盛脉，故头项痛。

【解析】

推求于下部，下部脉有力，上部脉无力，此为清阳不能上升，上虚下盛也，故头项痛。或阳虚而阴聚之，亦头项痛也。

【原文】

按^①之至骨，脉气少^②者，腰脊痛而身有弊也。

【提要】

此段讲脉重按而无力所代表的病候。

【注释】

①按：按压，此指切脉用力较大的状态。
②少：无力，虚弱。

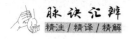

【译文】

诊脉时，重按至骨，脉弱而无力的话，则可出现腰脊疼痛及身体痹症。

【解析】

按之至骨，肾肝之分也。脉气少者，言无力也。肾水虚故腰脊痛，肝血亏则身有痹也。另，本篇上竟上者，言胸喉中事，下竟下者，言少腹膝胫足中事，分明上以候上，下以候下，而叔和乃谓"心部在左手关前寸口，与手太阳为表里，以小肠合为府，合于上焦"云云，伪诀遂有左心、小肠之说。不知自秦汉而下，从未有以大小肠取于两寸者，扁鹊、仲景诸君心传可考，伪诀何能以手障天也。

三、五脏平脉

【原文】

五脏不同，各有本①脉。左寸之心，浮大而散。右寸之肺，浮涩②而短。肝在左关，沉而弦③长。肾在左尺，沉石而濡④。右关属脾，脉象和缓。右尺相火，与心同断⑤。

【提要】

此段讲五脏各自本脉的原始应有状态。

【注释】

①本：本来，自己。

②涩：涩滞。

③弦：琴弦，此指端直而长、指下挺然、如按琴弦的脉象。

④濡：浮而细软，此指浮而细软、轻按可得、重按反不明显的脉象。

⑤断：判断，诊断。

【译文】

五脏各有自己的本脉。心脉，浮大而散；肺脉，浮涩而短；肝脉，沉而弦长；肾脉，沉石而濡；脾脉，脉象和缓；右侧尺脉，属命门相火，其本脉与心脉同。

【解析】

心肺居上，脉应浮。肝肾居下，脉应沉。脾胃居心肺、肝肾之间，谓之中州，脉亦应在浮沉之间。心肺同浮，但浮大而散者象夏火，故属心。浮涩而短者象秋金，故属肺。肝肾同沉，但沉而弦长者象春木，故属肝；沉石而濡者象冬水，故属肾。脉和而缓，气象冲融，土之性也，故属脾。右肾虽为水位，而相火所寓，故与左寸同断也。另，呼出者心与肺，心为阳中之阳，故浮且大而散；肺为阳中之阴，故浮而兼短涩。吸入者肾与肝，为阴，故肾肝之脉皆沉。肾为阴中之阴，故沉而且实；肝为阴中之阳，故沉而兼长。脾为中州，故不浮不沉，而脉在中。

五脏之脉与四时之理同也。心肺在上而脉浮，心为夏火，浮大而散，肺为秋金，浮涩而短。肝肾在下而脉沉，肝为春

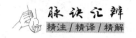

木，沉而弦长，肾为冬水，沉石而濡。脾胃在四脏之中，脉在浮沉之间，其应长夏属土，故脉和而缓。

【原文】

春弦①夏洪②，秋毛③冬石④；四季之末，和缓不忒⑤。太过实强，病生于外；不及虚微，病生于内。

【提要】

此段讲四季的脉象。

【注释】

①弦：琴弦，此指端直而长、指下挺然、如按琴弦的脉象。

②洪：大，此指大而有力、如波涛汹涌、来盛去衰的脉象。

③毛：轻微，此指秋季的脉象稍浮的意思。

④石：石头，此指冬季的脉象稍沉的意思。

⑤忒：太，过。

【译文】

春季的脉象偏弦而夏季的脉象偏洪，秋季的脉象偏浮而冬季的脉象偏沉；四季的脉象，均从容和缓，微有不同而不至太过，则为正常脉象。太过则气实强，气实强则气鼓于外而病生于外，不及则气虚微，气虚微则气馁于内，而病生于内。

【解析】

天地之气，东升属木，位当寅卯，于时为春，万物始生。其气从伏藏中透出，如一缕之烟，一线之泉，在人则肝应之，而见弦脉。即《素问·玉机真脏论》所谓"其气来软弱，轻虚而滑，端直以长"，《素问·平人气象论》所谓"软弱招招，如揭长竿末梢者"是也。

气转而南属火，位当巳午，于时为夏，万物盛长。其气从升后散大于外，如腾涌之波，燎原之火，在人则心应之，既见钩脉。即《素问·玉机真脏论》所谓其气来盛去衰；《素问·平人气象论》所谓脉来累累如连珠，如循琅玕者是也。

气转而西属金，位当申酉，于时为秋，万物收成。其气从散大之极自表初收，如浪静波恬，烟清焰息，在人则肺应之，而见毛脉。即《素问·平人气象论》所谓脉来厌厌聂聂，如落榆荚者是也。

气转而北属水，位当亥子，于时为冬，万物合藏。其气收降而敛实，如埋罐之火，汇潭之泉，在人则肾应之，而见石脉。即《素问·玉机真脏论》所谓其气来沉以搏；《素问·平人气象论》所谓脉来喘喘累累如钩，按之而坚者是也。

以上经论所云四时诸脉，形状虽因时变易，其中总不可无和柔平缓景象。盖和缓为土，即是胃气，有胃气而合时，便是平脉。《素问·玉机真脏论》云："脾脉者，土也，孤脏以灌溉四旁者也。"今弦、钩、毛、石中，有此一种和缓，即是灌溉四旁，即是土矣，亦即是脾脉矣。以其寓于四脉中，故又曰："善者不可得见。"《素问·平人气象论》亦云："长夏属脾，其脉和柔相离，如鸡践地。"察此脉象，亦不过形容其和缓耳。辰戌丑未之月，各有土旺一十八日，即是灌溉四旁之义。敝分而为四，有土而不见土也。若论五行，则析而为五，土居其中，是属长夏。况长夏居金火之间，为相生之过脉，较

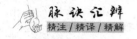

他季月不同，故独见主时之脉。二说虽殊，其义不悖，当参看之。

所谓太过不及者，言弦、钩、毛、石之脉，与时相应，俱宜和缓而适中。欲其微似，不欲其太显；欲其微见，不欲其太见。今即以一弦脉论之，若过于微弦而太弦，是谓太过，太过则气实强，气实强则气鼓于外而病生于外。脉来洪大、紧数、弦长、滑实为太过，必外因风寒暑湿燥火之伤。不及于微弦而不弦，是谓不及，不及气微虚，气微虚则气馁于内，而病生于内。脉来虚微、细弱、短涩、濡芤为不及，必内因喜怒忧思悲恐惊七情之害。其钩、毛、石之太过不及，病亦犹是。

四、辨脉提纲

【原文】

循序渐进，运合^①自然；应^②时即至^③，噪促为愆^④。

【提要】

此段讲脉象应顺应自然。

【注释】

①合：符合。

②应：响应，随之。

③至：到达。

④愆：过失，错误。

【译文】

各季节的脉象应随着季节的变迁循序渐进，按自然的节奏变换而准时出现相应脉象，否则，即为病脉。

【解析】

《脉要》曰："春不沉，夏不弦，秋不数，冬不涩，是谓四塞。"谓脉之从四时者，不循序渐进，则四塞而不通也。所以初当春夏秋冬孟月之脉，则宜仍循冬春夏秋季月之常，未改其度，俟二分、二至以后，始转而从本令之王气，乃为平人顺脉也。故天道春不分不温，夏不至不热，自然之运，悠久无疆。使在人之脉，方春即以弦应，方夏即以数应，躁促所加，不三时而岁度终矣。其能长世乎！故日：一岁之中，脉象不可再见。如春宜弦而脉得洪，病脉见也，谓真脏之气先泄耳。

【原文】

四时①百病，胃气为本；脉贵②有神，不可不审③。

【提要】

此段讲脉有胃气对疾病诊治的重要作用。

【注释】

①四时：指春夏秋冬四季。

②贵：贵在。

③审：审查，考虑。

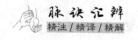

【译文】

一年四季所发的各类病，均以脉的胃气有无为根本。脉气贵在有神，此关系到疾病诊治及预后的好坏，要仔细审查。

【解析】

土得天地冲和之气，长养万物，分旺四时，而人胃应之。凡平人之常，受气于谷。谷入于胃，五脏六腑皆以受气。故胃为脏腑之本。此胃气者，实平人之常气，不可一日无者，无则为逆，逆则死矣。胃气之见于脉者，如《素问·玉机真脏论》曰："脉弱以滑，是有胃气。"《灵枢·终始》曰："邪气来也紧而疾，谷气来也徐而和。"是皆胃气之谓。故四时有四时之脉，但土灌溉四旁，虽病态百出，必赖之以为出死入生之机也。比如春令木旺，其脉当弦，但宜微弦而不至太过，是得春胃之冲和。若脉来过于弦者，是肝邪之胜，胃气之衰，而肝病见亦。倘脉来但有弦急，而绝无冲和之气者，乃春时胃气已绝，而见肝家真脏之脉，病必危矣。钩、毛、石俱准此。以此察胃气之多寡有无，而病之轻重存亡，燎然在目矣。故蔡氏曰："不大不小，不长不短，不滑不涩，不疾不迟，应手中阳，意思欣欣，悠悠扬扬，难以名状者，胃气脉也。"东垣曰："有病之脉，当求其神。如六数、七极，热也。脉中有力，即有神矣。为去其寒。若数极、迟败，脉中不复有力，为无神也。而遂泄之、去之，神将何根据耶！故经曰：'脉者，气血之先；气血者，人之神也。'"按王宗正诊脉之法，当从心肺俱浮，肝肾俱沉，脾在中州。胃气未散，虽数而至于极，迟而至于败，尚可图也。故东垣之所谓有神，即《黄帝内经》之所谓有胃气也。

【原文】

三至^①为迟^②，迟则为冷；六至^③为数^④，数即热证。

【提要】

此段讲迟脉、数脉的判断标准，以及其各自所代表的疾病。

【注释】

①三至：指一息（一呼一吸）之间，脉来三次。

②迟：慢。此指脉搏次数少，一息不足四至的脉象。

③六至：指一息（一呼一吸）之间，脉来六次。

④数：快。此指脉搏次数多，一息六至以上的脉象。

【译文】

一息而脉仅至三次，为迟脉，迟脉主冷，为寒证。一息而脉至六次，为数脉，数脉主热，为热证。

【解析】

一息而脉仅三至，即为迟慢而不及矣。迟主冷病。若一息而脉遂六至，即为急数而太过矣。数主热病。若一息仅得二至，甚而一至，则转迟而转冷矣。若一息七至，甚而八至九至，则转数而转热矣。凡一二至与八九至，皆死脉也。另：迟主冷病，数主热病，迟则为热，数则为寒，但亦非一定之理。如若内伤已久，元气将脱，亦可见脉数极之象，此时断不可做

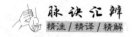

热医，当大剂纳气回阳也。又外邪深入，协火而动，闭郁阳气，脉伏难出，亦可见脉迟之象，此时亦不可做寒治，当泄热达郁也。

【原文】

浮沉迟数，辨①内外因②。

【提要】

此段延续了上段，即浮沉迟数脉，均要辨别内因、外因。

【注释】

①辨：辨别。

②因：原因。

【译文】

无论浮脉、沉脉、迟脉、数脉，均要辨别引起此脉象的内因、外因。

【解析】

无论何种脉象，均首先要辨别其发生的原因，原因若辨不清的话，则无从着手诊治。

【原文】

外因于①天②，内因于人③。

【提要】

此段讲引起疾病的内因与外因的来源。

【注释】

①于：在于。

②天：天气，此泛指自然界。

③人：此泛指人的七情。

【译文】

引起疾病的外部原因来自于自然界，内部原因来自人的七情。

【解析】

自然界六淫——风、寒、暑、湿、燥、火，人的七情——喜、怒、忧、思、悲、恐、惊，均为引起疾病的内、外因所在。当此六淫、七情太过或不及，均属邪气。

【原文】

天有阴阳，风雨晦①明；人喜怒忧，思悲恐惊。

【提要】

此段延续了上段，继续讲引起疾病的内因与外因的来源。

【注释】

①晦：昏暗。

【译文】

天有阴、阳、风、雨、晦、明的变换，人有喜、怒、忧、思、悲、恐、惊七情的转换。

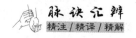

【解析】

《左传》医和云："阴淫寒疾，阳淫热疾，风淫末疾，雨淫腹疾，晦淫惑疾，明淫心疾也。"淫者，淫佚偏胜，久而不复之谓。故阴淫则过于清冷，而阳气不治，寒疾从起，如上下厥逆、中外寒栗之类。阳淫则过于炎燠，而阴气不治，热疾从起，如狂谵烦渴、血泄吐衄之类。风淫则过于动摇，而疾生杪末，如肢废、毛落、昏冒、瘛疭之类。雨淫则过于水湿，而疾生肠腹，如腹满肿胀、肠鸣濡泄之类。晦淫则过于昏暗，阳光内郁而成惑疾，如百合、狐惑、热中、脏躁之类。明淫则过于彰露，阳光外散而成心疾，如恍惚动悸、错妄失神之类。

七情者，人之喜怒忧思悲恐惊也，即所谓七气。喜则气缓，怒则气上，忧则气乱，思则气结，悲则气消，恐则气下，惊则气乱。喜气缓者，喜则气和，营卫通利，故气缓矣。怒气上者，怒则气逆，甚则呕血及食，故气上矣。忧气乱者，忧则抑郁不解，故气乱矣。思气结者，思则身心有所止，气留不行，故气结矣。悲气消者，悲则心系急，肺布叶举，使上焦不通，营卫不散，故气消矣。恐气下者，恐则精却，精却则上焦闭，故气还，还则下焦胀，故气下矣。惊则心无所倚，神无所归，虑无所定，故气乱矣。

【原文】

老弱不同，风土各异；既①明至理，还贵②圆通③。

【提要】

此段讲三因中的人因、地因。

【注释】

①既：既然，已经。

②贵：贵在。

③圆通：融会贯通而不偏执。

【译文】

人的体质不同，年龄各异，各地风土不同，情况各异。故诊脉时要根据具体情况来分析，医者贵在能融会贯通，不拘泥执一。

【解析】

老弱之盛衰，与时变迁。风土之刚柔，随地移易。如老弱之人，脉宜缓弱，若过于旺者，病也。少壮之人，脉宜充实，若过于弱者，病也。东极之地，四时皆春，其气暄和，民脉多缓。南极之地，四时皆夏，其气炎蒸，民脉多软。西极之地，四时皆秋，其气清肃，民脉多劲。北极之地，四时皆冬，其气凛冽，民脉多石。然犹有说焉。老人脉旺而躁者，此天禀之厚，引年之叟也，名曰寿脉；躁疾有表无里，则为孤阳，其死近矣。壮者脉细而和缓，三部同等，此天禀之静，清逸之士也，名曰阴脉。东南卑湿，其脉软缓，居于高颠，亦西北也。西北高燥，其脉刚劲，居于污泽，亦东南也。南人北脉，取气必刚。北人南脉，取气必柔。东西不齐，可以类剖。又长寿者天禀必厚，故察证则将绝而脉犹不绝。夭促者天禀必薄，故察证则未绝而脉已先绝。医贵圆通，不可拘泥，不可执一。临证病情千变万化，若为拘执，思维不广，则难以辨识。

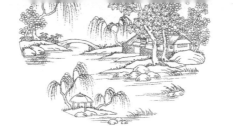

第二章　二十八脉

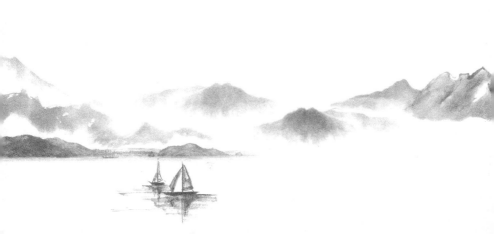

一、浮脉（阳）

【原文】

体象　浮在皮毛，如水漂①木；举②之有余，按③之不足。

【提要】

此段讲浮脉的定义和表现。

【注释】

①漂：漂浮。

②举：诊脉时以轻指力触及皮肤为举，又叫浮取。元·滑寿《诊家枢要》说："持脉之要有三：曰举、按、寻。轻手循之曰举，重手取之曰按，不轻不重委屈求之曰寻。"

③按：诊脉时以重指力按在肌肉与筋骨之间为按，又叫沉取。

【译文】

浮脉的脉象位置浅显，在皮毛部位即可触得，如同漂浮在水面的木头，手指轻轻地按上，便觉得搏动有力，但重按则感脉力稍减。

【解析】

浮脉脉搏位置表浅，其外周血管处于舒张状态，血管弹性阻力降低。健康人和患者均可见到浮脉。如《素问·玉机真脏论》曰："秋脉者，肺也，西方金也，万物之所以收成也，故其气来轻虚以浮，来急去散，故曰浮。"李中梓亦按之曰："浮之为义，如木之浮水面也。浮脉法天，轻清在上之象，在卦为乾，在时为秋，在人为肺……肺金虽沉，然所主者实阳气也，况处于至高，轻清之用，与乾天合德，故与浮脉相应耳！"故正常人在秋脉象稍浮。另，瘦人因皮下组织较薄，脉搏位置较浅，也可见到相对较浮的脉象。如《脉说》曰："瘦人得浮脉，三部皆得，曰肌薄；肥人得之未有不病者。"

在病理条件下，浮脉的形成多是由于外邪袭表，体内卫阳之气奋起抗邪以鼓邪外出，邪正相争于肌表腠理，故脉位浅显，轻取即得，搏动有力，举之泛泛有余。因脉气鼓搏于外与邪相争，内里相对势弱，故按之稍减，但并非气血亏虚，故按之稍减而不空，此时脉浮系机体抗病能力增强的表现。

【原文】

主病　浮脉为阳，其病在表①。左寸②浮者，头痛目眩。浮在左关③，腹胀不宁。左尺④得浮，膀胱风热。右寸浮者，风邪喘嗽。浮在右关，中满不食⑤。右尺得浮，大便难出。

【提要】

此段讲浮脉出现在各部脉上所表示的疾病。

【注释】

①表：体表。此指表证。

②寸：此指寸脉。

③关：此指关脉。

④尺：此指尺脉。

⑤不食：不想吃饭，无食欲。

【译文】

浮脉一般属阳证，主病在表。左寸脉浮，表明邪在表，可见头痛、目眩等症；左关脉浮，表明邪已犯于中焦，可见腹胀不宁等症；左尺脉浮，出现尿涩尿赤，为风热之邪侵入膀胱；右寸脉浮，是伤于风邪之证，可见咳嗽、喘息等症；右关脉浮，为伤在中焦，可见中焦满闷不舒，无食欲；右尺脉浮，表明邪已侵入人体下焦，可见大便秘结、涩滞难出。

【解析】

古代医家在长期的临床实践中发现，浮脉最常见于外邪侵犯人体、邪在肌表的阶段，但浮脉并非单主表证，在某些情况下病邪已影响到脏腑的功能，仍可见到浮脉，应结合临床症状及浮脉的出现部位来分析辨证。由于寸口脉的寸、关、尺三部，可分别反映上、中、下三焦不同脏腑的状况，所以不同部位出现的浮脉意义也就不同。如寸部可候上焦，所以风邪伤于肌表肺卫常见浮脉；关部可候中焦脾胃、肝胆，因左关主肝胆，所以左关脉浮说明风邪已影响到肝胆；右关主脾胃，右关脉浮说明风邪与脾胃痰湿相结合已影响到胸膈部位；尺部主肾与命门，尺部见浮脉说明风邪已影响到肾，肾司二便，故可见大便秘涩。另李中梓云："寸关尺俱浮，直上直下，或癫或痫，腰背强痛，不可俯仰，此督脉为病也。"临证亦不可不查。

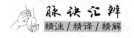

【原文】

兼脉　无力表虚，有力表实。浮紧风寒，浮缓风湿。浮数风热，浮迟风虚。浮虚暑惫，浮芤[①]失血。浮洪虚热，浮濡阴虚。浮涩血伤，浮短气病。浮弦痰饮，浮滑痰热。浮数不热，疮疽之兆。

【提要】

此段讲浮脉有力无力及与其他脉象相兼所主的病证。

【注释】

①芤：葱的别名，常用于形容脉象。《本草纲目·菜部一》："芤者，草中有孔也，故字从孔，芤脉象之。"

【译文】

如脉浮而无力，是表虚的征象；浮而有力，属于表实之证。浮脉与紧脉相兼，是风邪与寒邪相合，犯于人体的肌表；浮脉与缓脉相兼，是风邪与湿邪相合；脉浮与数脉相兼，多属风热之证；浮脉与迟脉相兼，多见于风虚即中风；浮脉与虚脉相兼，多属暑淫之邪伤身；浮脉与芤脉相兼，是失血的征象；浮脉与洪脉相兼，是虚热的征象；浮脉与濡脉相兼，是阴虚的征象；浮脉与涩脉相兼，是伤血的征象；浮脉与短脉相兼，是气分有病的征象；浮脉与弦脉相兼，多见于痰饮；浮脉与数脉相兼，若不发热，则为疮疡之昭。

【解析】

脉非一端，必有兼见之象。或外而偏于六淫，或内而偏于七情，则脉将杂至，然后揆其轻重，以别病情。如浮脉当即见于皮毛，而取之无力，此气不能应，表虚之象；如力来太过，表实何疑。紧则紧敛，寒之性也，风中有寒；缓则缓惰，湿之性也，风中有湿。数乃过于鼓动，为风热相搏；迟乃徐徐而至，为风虚无力。暑伤乎气，气泄则脉虚；营行脉中，血失则脉芤。一则浮取之而如无，气外泄也；一则浮取之而则有，血中脱也。炎炎上蒸，火之象也，但浮则有表无里，故曰虚热；衰薄之甚，若无其下，故曰阴虚。脉浮而涩，乃肺脉之应于秋者，若加以身热，则火盛金衰，血日以损；浮涩而短，乃肺家之本脉，其象过短，是真气不能会于寸口以成权衡，气将竭矣。水饮应沉而言浮者，上焦阳不能运，随着停留；若浮而滑者，则非弦敛不鼓之象，寒当化热，饮当成痰。浮数理应发热，其不发热而反恶寒者，若有一定不移之痛处，疮疽之兆矣。

浮脉法天，轻清在上之象，在卦为乾，在时为秋，在人为肺。《素问·玉机真脏论》曰："其气来毛而中央坚，两旁虚，此谓太过，病在外。其气来毛而微，此谓不及，病在中。"又曰："太过则气逆而背痛；不及则喘，少气而咳，上气见血。"《素问·平人气象论》曰："平肺脉来，厌厌聂聂，如落榆荚，曰肺平。病肺脉来，不上不下，如循鸡羽，曰肺病。死肺脉来，如物之浮，如风吹毛，曰肺死。"然肺掌秋金，天地之气，至秋而降，况金性重而下沉，何以与浮脉相应耶？不知肺

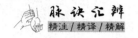

金虽沉，而所主者实阳气也。乃自清浊肇分，天以气运于外而摄水，地以形居中而浮于水者也。是气也，即天之谓也。人形象天，故肺主气，外应皮毛。阳为外卫，非皮毛乎，此天之象也。其包裹骨肉腑脏于中，此地之象也。血行于皮里肉腠，昼夜周流无端，此水之象也。合三者而观，非水浮地、天摄水、地悬于中乎？所以圣人作易，取金为气之象。盖大气至清至刚至健，属乎金者也。非至刚不能摄此水，非至健不能营运无息，以举地之重，故以气属金，厥有旨哉！王叔和云："举之有余，按之不足。"最合浮脉象天之义。另，大凡浮脉主表、主风。寸脉浮，上焦之风，多表证；关脉浮，风在肝脾；尺脉浮，风在肾与大小肠腑。风为百病之长，五脏六腑、四肢百骸无处不到，虽内伤杂病亦多见风邪盘踞，若邪气不去，日久根深蒂固，五脏不调，气血失和，则酿生重症痼疾。但浮脉又分有力无力，并兼紧、缓、迟、数、虚、芤、洪、濡、涩、短、弦、滑，因此尚有虚实之别。又"水饮应沉而言浮者，上焦阳不能运，随着停留"句，是风邪闭郁肺气、不能宣发、水饮停留上焦，治当宣发上焦之气，肺气一转而水饮消散。

二、沉脉（阴）

【原文】

体象 沉行筋骨，如水投石；按之有余^①，举之不足。

【提要】

此段讲沉脉的脉体形态特征。

【注释】

①有余：有力。

【译文】

诊察沉脉，必须加重手指的力量，直按到筋骨之间方能触到脉搏，就像投入水中的石子一样，必须摸到水底，才能触到。因此，以重指力按在肌肉与筋骨之间，觉得脉动刚劲有力；但以轻指按上，则几乎感觉不到脉的搏动。

【解析】

李中梓按曰："沉之为义，如石之沉于水底也。沉脉法地，重浊在下之象，在卦为坎，在时为冬，在人为肾……夫肾之为脏，配坎应冬，万物蛰藏，阳气下陷，烈为雪霜，故其脉主沉阴而居里。"沉有深沉、下沉、深潜之意，是脉管的搏动靠近筋骨深部所形成的一种脉象。切脉时，轻取不应，中取应指，重按分明；或轻取、中取均不应，重按乃得。沉脉不可全做病脉论，有的正常人也可见到沉脉。如在冬季万物蛰藏之时，阳气下潜，机体的表面血管收缩，所以脉象稍沉。故《素问·玉机真脏论》曰："冬脉者，肾也，北方水也，万物之所以合藏也，故其气来沉以搏。"临床可见，两手六脉皆沉细而无临床症状，均可视为平脉而非病脉。另外，胖人因脂肪较厚，脉搏位置较深，切脉时脉象也偏沉。在病理条件下，沉脉多为里证之主脉。中医学认为，沉脉的形成，可因阳气不足，无力鼓动气血达于体表；或因水液潴留于肌肤之间，阳气被郁不能推动血行；或因气血两虚，脉道不充；或因邪伏于里，正气被遏所致，可见于气滞、血瘀、食积、痰饮等病证。

【原文】

主病　沉脉为阴，其病在里。左寸沉者，心寒作痛。沉在左关，气不得申①。左尺得沉，精寒血结②。右寸沉者，痰停水蓄③。沉在右关，胃寒中满。右尺得沉，腰痛病水。

【提要】

此段讲沉脉出现在各部脉上所表示的疾病。

【注释】

①申：通"伸"，舒展。

②结：凝结。

③蓄：蓄积，停聚。

【译文】

沉脉与浮脉相对而言属阴，主病在里。左寸脉沉，可见寒凝心脉而致胸痹心痛等症，左关脉沉，是气无法舒展，可出现气郁之征象；左尺脉沉，可由精寒血冷所致，而出现凝结之征象；右寸脉沉，是痰饮停滞，水气内停之征象；右关脉沉，可出现胃寒中满之征象；右尺脉沉，可出现腰痛，阴寒之水不得宣泄之水停征象。

【解析】

五脏属阴，其应在里，故沉主里病也。心失温煦之权，为寒所制则痛。木失条达之性，为寒所遏则结。肾主精血，若有阴而无阳，譬之水寒则凝。肺位高，脉浮，布一身之阴阳者也。倘使倒置，则真气不运，而或痰或水为害。脾胃喜温，不浮不沉，是其候也。脉形偏于近下，则土位无母，何以营运三焦，熟腐五谷，中满吞酸之证至矣。腰脐以下，皆肾主之。右肾真火所寓，而元阳痼冷，则精血衰败，腰脚因之不利。病水者，肾居下焦，统摄阴液，右为相火，火既衰息，则阴寒之水不得宣泄。

【原文】

兼脉　无力里虚，有力里实。沉迟痼冷①，沉数内热。沉滑痰饮，沉涩②血结。沉弱虚衰，沉牢③坚积。沉紧冷疼，沉缓寒湿。

【提要】

此段讲沉脉有力无力及与其他脉象相兼所主的病证。

【注释】

①痼冷：指真阳不足，阴寒之邪久伏体内所致的病证，以昼夜恶寒、手足厥冷为主要症状。

②涩：往来艰涩不流利的脉象。

③牢：沉而弦大有力的脉象。

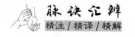

【译文】

脉沉而无力主里虚之证，脉沉而有力主里实之证。脉沉而迟缓，主真阳不足、阴寒之邪久伏体内所致的痼冷之疾；脉沉而急速，是内热之象；脉沉兼圆滑流利，主痰饮之证；脉沉而不流畅，是瘀血内结之证；脉沉而细小，主机体阴虚；脉沉弦有力，主内有寒邪固滞；脉沉而紧如绳索，主寒冷疼痛诸疾；脉沉而急缓，主寒湿内盛。

【解析】

无力里原非实，但气不伸；有力有物在里。沉为在里而复迟，虚寒可必；沉为在里而加数，伏热何疑？滑则阴凝之象也，见于沉分，宜有痰饮；涩则血少之征也，按而后得，应为积血；沉为阴，弱为虚，沉弱必主阴虚；沉为里，牢为积，沉牢定为痼冷；沉而紧则寒为敛实，故冷痛也；沉而缓则阳不健行，故湿成焉。按沉脉法地，重浊在下之象，在卦为坎，在时为冬，在人为肾。《素问·玉机真脏论》曰："黄帝曰：'冬脉如营，何如而营？'岐伯对曰：'冬脉肾也，北方之水也，万物所以合藏，其气来沉以软，故曰营。其气如弹石者，此为太过，病在外，令人解㑊，脊脉痛而少气，不欲言。其虚如数者，此谓不及，病在中，令人心悬如饥，䏚中清，脊中痛，小腹痛，小便黄赤。'"《素问·平人气象论》曰："平肾脉来，喘喘累累如钩，按之而坚，曰肾平。冬以胃气为本。病肾脉来，如引葛，按之益坚，曰肾病。死肾脉来，发如夺索，辟辟如弹石，曰肾死。"杨氏曰："如绵裹砂，内刚外柔；审度名义，颇不相戾。"肾之为脏，配坎应冬，万物蛰藏，阳气下陷，冽为雪霜，故脉主沉阴而居里。若误与之汗，则如飞蛾出而见汤矣。此叔和入理之微言，后世之司南也。另，沉为里，为阴。《金匮要略》云："脉得诸沉，当责有水。"沉而迟为痼冷，按之愈微；沉而数为郁热，按之不衰。沉而虚为阳气不足，沉而实为阴邪在里。阳气不足者，则生内寒。阴邪在里者，寒湿水饮痰血结也。

三、迟脉（阴）

【原文】

体象 迟脉属阴，象[①]为不及；往来迟慢，三至一息。

【提要】

此段讲迟脉的性质及脉体形象特征。

【注释】

①象：体象，形象。

【译文】

迟脉一般属于阴证，脉象的频率比正常脉搏的一息四至要低，脉搏的起落极为缓慢，在一呼一吸之间仅有三次。

【解析】

迟，有缓慢之意。迟脉是指脉率较慢，低于正常。但迟脉亦可见于常人，在常人中某些训练有素的运动员或体质健壮的青壮年人可见到迟脉，是健康的表现。但病理性的迟脉多见于寒证。人身气血之所以运行不息，通畅无阻，全赖一身阳气尤其是肾阳的温煦和推动。而寒性凝滞，一旦阴寒之邪侵入经脉，损遏阳气，即可致气血凝滞而行缓；或阳气虚衰，推动无力，可致血运不畅而迟缓。故《素问·举痛论》曰："寒气入经而稽迟，泣而不行。"《难经·九难》曰："迟则为寒。"李中梓曰："迟之为义，迟滞而不能中和也。脉以一息四至为平，若一息三至，则迟而不及也。阴性多滞，故阴寒之证，脉必见迟也……脉之至数愈迟，则证之阴寒益甚矣。"

【原文】

主病　迟脉主脏，其病为寒。左寸迟者，心痛停凝。迟在左关，癥①结挛筋②。左尺得迟，肾虚便浊，女子不月③。右寸迟者，肺寒痰积。迟在右关，胃伤冷物。右尺得迟，脏寒泄泻，小腹冷痛。五脏为阴，迟亦为阴，是以主脏。

【提要】

此段讲迟脉出现在各部脉上所表示的疾病。

【注释】

①癥积：癥积，腹内肿块，固定不移。属血分病变。
②挛筋：指筋脉拘挛。
③月：月经。

【译文】

迟脉的出现，一般见于五脏的病变，其病的性质多属寒证。左寸脉迟，多为寒邪结聚在上焦部位，血行凝滞故心胸痰痛；左关脉迟，属寒邪凝滞于中焦，出现癥积、筋挛等症；左尺脉迟，属肾阳虚命门火衰，小便浑浊不清，女子月经消失；右寸脉迟，亦属寒结上焦，肺寒痰积；右关脉迟，属寒邪伤胃。右尺脉迟，属脏寒引起的泄泻，可致小腹冷痛。

【解析】

阴性多滞，故阴寒之证，脉必见迟也。正如太阳隶于南陆，则火度而行数；隶于北陆，则水度而行迟。即此可以征阴阳迟速之故矣。《难经·九难》曰："迟者，脏也。"又曰："迟则为寒。"《伤寒论》亦曰："迟为在脏。"以阳气伏潜，不能健行，故至数迟耳。其所主病，与沉脉大约相同。但沉脉之病为阴逆而阳郁，迟脉之病为阴盛而阳亏。沉则或须攻散，迟则未有不大行温补者也。

【原文】

兼脉　有力冷痛，无力虚寒。浮迟表冷，沉迟里寒。迟涩①血少，迟缓湿寒。

【提要】

此段讲迟脉有力无力及与其他脉象相兼所主病证的意义。

【注释】

①涩：指涩脉，脉搏往来应指不流利的一种脉象。

【译文】

脉迟而有力主实寒积滞，迟而无力为虚寒之象。如果是脉

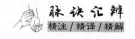

迟而浮多主表寒证，脉迟而沉多主里寒证。脉迟而不流畅，为寒凝血少；脉迟而缓慢，主湿滞寒凝。

【解析】

迟而有力，有壅实不通利之意，痛可想见。迟云阳伏而又无力，岂非虚寒。浮则表之候也，沉则里之候也，兼迟而为寒可必。血得热则行，湿得热则散，迟乃寒象，何以养营而燥湿乎。按迟脉之象，上中下候皆至数缓慢。一息三至，甚为分明，而云"隐隐"，是微脉而非迟脉矣。迟而不流利则为涩脉，迟而有歇止则为结脉，迟而浮大且缓则为虚脉。至于缓脉，绝不相类。夫缓以宽纵得名，迟以至数不及为义。故缓脉四至，宽缓和平；迟脉三至，迟滞不前。然则二脉迥别，又安可混哉！叔和曰："一呼一至曰离经，二呼一至曰夺精，三呼一至曰死，四呼一至曰命绝，此损之脉也。一损损于皮毛，二损损于血脉，三损损于肌肉，四损损于筋，五损损于骨。"是知脉之至数愈迟，此时正气已无，阴寒益甚，不过烬灯之余焰，有不转眼销亡者乎！另，迟脉三至一息，属阴、为寒、主脏，迟而有力为冷痛，迟而无力为虚寒。左寸迟者，阴寒在心，寒凝心脉，胸阳不振，而心痛停凝，治以瓜蒌薤白白酒、桂枝甘草、附子之类。左关迟者，阴寒在肝，肝主疏泄、藏血、主筋，今肝气阴凝，故藏结挛筋，治当以暖肝、疏肝、散结、解痉。左尺迟者，阴寒在肾，故肾虚便浊，女子不月，治当温阳补肾。右寸迟者，阴寒在肺，肺为贮痰之器，今寒邪伤肺，故寒痰之积，治当温肺化痰，小青龙、射干麻黄、姜辛之类。右关迟者，寒在脾胃，胃伤冷物，治当温中散寒，附子理中、良附之类。右尺迟者，寒在下焦，肾阳虚衰，故脏寒泄泻，小腹冷痛，治当温肾止泻。脉之愈迟，真阳愈惫，至于一呼一至、两呼一至，阳气离散，急当大剂回阳，四逆汤、参附之属，或可挽回一线生机。

四、数脉（阳）

【原文】

体象　数脉属阳，象为太过；一息六至，往来越度[①]。

【提要】

此段讲数脉的性质及脉体形象特征。

【注释】

①越度：超越了正常的限度。

【译文】

数脉一般属于阳证，脉象的频率与正常脉搏的一息四至相比显得过快，在一呼一吸之间达到六次，脉搏往来的速度超过了正常的限度。

【解析】

数之为义，躁急而不能中和也。一呼脉再动，气行三寸，一吸脉再动，气行三寸，呼吸定息，气行六寸。一昼一夜，凡一万三千五百息，当五十周于身，脉行八百一十丈，此经脉周流恒常之揆度。若一息六至，气行速疾，故曰属阳。另，小儿脉象多数，三岁以下一息八至为平脉，三岁至五岁一息七至为平脉，五岁以上者一息六七至为平脉，十五岁则与成人基本相同。数脉还可在一些生理情况下出现，如进餐、饮酒、吸烟、喝浓茶、喝咖啡或运动、体力劳动及情绪激动时。一些药物性因素也可导致数脉出现。在病理条件下，数脉多见于热证。血液得热则行，故当热邪亢盛之时，推动血行加速，而见急速之象。

【原文】

主病　数脉主腑①，其病为热。左寸数者，头痛上热，舌疮烦渴。数在左关，目泪耳鸣，左颧发赤。左尺得数，消渴不止，小便黄赤。右寸数者，咳嗽吐血，喉腥嗌②痛。数在右关，脾热口臭，胃反呕逆。右尺得数，大便秘涩，遗浊淋③癃④。

【提要】

此段讲数脉出现在各部脉上所表示的疾病。

【注释】

①腑：此指腑病。

②嗌：此指咽喉。

③淋：此指淋证，以小便频繁而量少，尿道灼热疼痛，排便不利为主要表现的病证。

④癃：癃闭，是由于肾和膀胱气化失司导致的以排尿困难，全日总

尿量明显减少，小便点滴而出，甚则闭塞不通为临床特征的一种病证。

【译文】

数脉的出现，一般见于六腑的病变，其病的性质多属热证。左寸脉数，多为热邪结聚在上焦部位，属热邪上攻致头痛，口舌生疮且烦渴。左关脉数，则目泪耳鸣，两颊面赤。左尺脉数，属热邪侵入下焦，消渴，小便黄。右寸脉数，可见咳嗽吐血，咽喉肿痛。右关脉数，属热入中焦，可见脾胃热证而出现口臭，反胃呕吐。右尺脉数，可见大便秘结，小便淋浊涩痛。

【解析】

火性急速，故阳盛之证，脉来必数。六腑为阳，数亦为阳，是以主腑。《难经·九难》曰："数者，腑也。"又曰："数则为热。"《伤寒论》亦曰："数为在腑。"此以迟数分阴阳，故即以配脏腑，亦不过言其大概耳。至若错综互见，在腑有迟，在脏有数，在表有迟，在里有数，又安可以脏腑二字拘定耶？火亢上焦，清阳扰乱而头痛；舌乃心之苗，热则生疮而烦渴。肝开窍于目，热甚而泪迫于外；耳鸣者，火逞其炎上之虐耳；左颧，肝之应也，热乃赤色见焉。天一之原，阴水用事，热则阴不胜阳，华池之水，不能直达于舌底，故渴而善饮，溲如膏油，便赤又其小者矣。肺属金而为娇脏，火其仇雠，火来乘金，咳嗽之媒也；肺火独炽，则咽喉时觉血腥，咽津则痛，乃失血之渐。脾胃性虽喜燥，若太过则有燥烈之虞；胃为水谷之海，热甚而酿成秽气，食入则吐，是有火也。肾主五液，饥饱劳役及辛热浓味，使火邪伏于血中，津液少而大便结矣。

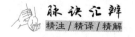

【原文】

兼脉 有力实火，无力虚火。浮数表热，沉数里热。

【提要】

此段讲数脉有力无力及与其他脉象相兼所主病证的意义。

【译文】

脉数而有力为实热、实火之象，数而无力为虚热、虚火之征。如果是脉数而浮，多主表热证，脉数而沉，多主里热证。

【解析】

数而有力，聚热所致；数而无力，热中兼虚。浮脉主表，沉脉主里，兼数则热可知。数脉与迟脉为一阴一阳，诸脉之纲领。叔和云："一呼再至曰平，三至曰离经，四至曰夺精，五至曰死，六至曰命尽。"乃知脉形愈数，则受证愈热。肺部见之，为金家贼脉；秋月逢之，为克令凶征。脉之为道，博而言之，其象多端；约而言之，似不外乎浮、沉、迟、数而已。浮为病在表，沉为病在里，数则为病热，迟则为病寒。而又参之以有力无力，定其虚实，则可以尽脉之变矣。然有一脉而兼见数证，有一证而兼见数脉，又有阳证似阴，阴证似阳，与夫至虚有盛候，大实有羸状，其毫厘疑似之间，淆之甚微；在发汗吐下之际，所系甚大。苟偏执四见，则隘焉勿详。另：左寸数，而见头痛上热、舌疮烦渴者，心之热也，治宜导赤散、凉膈散之类。左关数，而见目泪耳鸣、左颧发赤者，热在肝胆，治宜泻青丸、龙胆泻肝汤、大小柴胡汤之类。左尺数，而见消渴不止、小便黄赤者，肾之热也，治宜知柏地黄汤之类。右寸数，而见咳嗽吐血、喉腥嗌痛者，肺之热也，治宜清金化痰汤、苇茎汤、泻白散之类。右关数，而见脾热口臭、胃反呕逆者，热在脾胃，治宜清胃散、泻黄散、玉女煎之类。右尺数，而见大便秘涩、遗浊淋癃者，下焦有热也，治宜八正散、草薢分清饮之类。又表里寒热为证之四纲，浮沉迟数为脉之四纲，脉之四纲参详有力无力可定虚实。此为脉学约言。但若欲断定虚实阴阳，还须整体辨识，不可徒拘于此。天地之象一息万变，人身证候虚虚实实，明眼人当具慧眼，清心凝神，默察四诊，心领神会，一会即觉。

五、滑脉（阳中之阴）

【原文】

体象 滑脉替替①，往来流利；盘珠②之形，荷露③之义。

【提要】

此段讲滑脉的性质及脉体形象特征。

【注释】

①替替：形声词，在此形容脉来持续不断的状态。

②盘珠：盘，圆盘；珠，珠子。盘珠，盘子上滚动的珠子，在此形

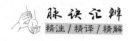

容滑脉圆滑流利的状态。

③荷露：荷，荷叶；露，露水珠。荷露，荷叶上的露水珠，在此也是用以形容滑脉的形象。

【译文】

滑脉形象圆滑，持续不断地、极为流利地往来搏动，像盘子上滚动的珠子，像荷叶上饱满的露珠。

【解析】

滑脉的名称最早见于《黄帝内经》，书中描述了滑脉的形象。《素问·大奇论》曰："脉至如丸滑不直手，不直手者，按之不可得。"形容滑脉脉象如丸滑，圆滑流利。此后历代医家用多种比喻形容滑脉的形象，《诊家正眼》比喻为"盘珠"与"露珠"比较具有代表性。"盘珠"是用盘子上滚动的珠子形容指下脉搏圆滑流利的感觉；"露珠"是用荷叶上的露水珠形容滑脉圆滑饱满的形象。滑脉的基本特征为脉搏来去流利通滑。李中梓认为其机理为："阴气有余，故脉来流利如水。夫脉者，血之府也。血盛则脉滑。"健康无病的常人，特别是青壮年人，因气血冲盛，脉气鼓动有力，脉道满盈畅利，可见滑利和缓脉象，故张景岳在《景岳全书·脉神》中说："若平人脉滑而冲和，此是荣卫充实之佳兆。"而育龄妇人脉滑而停经，则多为妊娠之象。滑脉的形成是由于血脉畅通时，血管弹性好，内膜壁柔滑，外周阻力较低，或血黏稠度低，致血液流速加快，血管舒张迅速，脉搏起落快。

在病理情况下，滑脉多主阳热内盛或痰湿、食滞诸疾。痰湿留聚、饮食积滞，邪气充斥脉道，鼓动脉气，故脉见圆滑流利；若阳热内盛，火热之邪波及血分，血行加速，则脉来亦滑，但多兼数。

【原文】

主病　左寸滑者，心经痰热。滑在左关，头目为患。左尺得滑，茎①痛尿赤。右寸滑者，痰饮呕逆。滑在右关，宿食②不化。右尺得滑，溺血③经郁④。

【提要】

此段讲滑脉出现在各部脉上所表示的疾病。

【注释】

①茎：此指男女生殖器官。

②宿食：或称"伤食""食积"，多指暴饮暴食等原因引起脾胃运化失常、食物停积胃肠的消化不良性病证。

③溺血：即"尿血"，是指小便中混有血液或血块，但无明显疼痛。临床分虚证和实证。

④经郁：月经郁结不行。

【译文】

左寸脉滑，多为心经痰热。左关脉滑，是头目的问题。左尺脉滑，可见茎痛尿赤。右寸脉滑，可见咳嗽痰饮呕逆。右关脉滑，属宿食停聚。右尺脉滑，可见尿血，月经郁结不行。

【解析】

滑脉势不安定，鼓荡流利，似近于阳，故曰阳中之阴。不

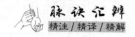

腐不化之物，象亦如之，故主痰液有物之类为多。心主高拱，百邪莫犯，如使痰入包络，未免震邻。东风生于春，病在肝，目者肝之窍，肝风内鼓则热生，邪害空窍。肾气通于前阴，膀胱火迫，故茎痛尿赤。肺有客邪，积为痰饮，则气不宣扬而成呕逆。食滞于胃，脉必紧盛，滑则相近于紧，故脾胃见之，知其宿食。右尺火部，滑为太过，血受火迫而随溺出。经郁者，非停痰则气滞血壅相与为病耳。

【原文】

兼脉　浮滑风痰，沉滑痰食。滑数痰火，滑短气塞。滑而浮大，尿则阴①痛。滑而浮散，中风瘫痪。滑而冲和，娠孕可决。

【提要】

此段讲滑脉与其他脉象相兼所主病证的意义。

【注释】

①阴：指外阴部位。

【译文】

脉滑而浮，为风痰阻络；脉滑而兼沉，属痰食阻滞；脉滑而数，是痰火内盛；脉滑而短，是气极闭塞；脉滑而浮大，排尿则阴部疼痛；脉滑而浮散无根，是中风瘫痪的先兆；脉滑而冲和，可作为受孕的依据。

【解析】

鼓动浮越，风之象也，故滑而浮者兼风。沉下结滞，食之征也，故滑而沉者兼食。热则生痰，故流利之间而至数加以急疾。郁则气滞，故圆转之际还呈短缩。浮大者膀胱火炽，尿乃作疼。浮散者风淫气虚，行坐不遂。滑伯仁曰："三部脉浮沉正等，无他病而不月者，为有妊也。"故滑而冲和，此血来养胎之兆。夫脉者，血之府也，血盛则脉滑，故妊孕宜之。

凡痰饮、呕逆、伤食等证，皆上、中二焦之病，以滑为水物兼有之象也。设所吐之物非痰与食，是为呕逆，脉必见涩也。溺血、经闭或主淋痢者，咸内有所蓄，血积类液，瘀凝类痰，须以意求耳。《素问·诊要经终论》曰："滑者，阴气有余。阴气余，故多汗身寒。"仲景恐人误认滑脉为沉，下文又曰："滑者，紧之浮名也。"则知沉为翕奄之沉，非重取乃得一定之沉也。叔和言"关滑胃热"，乃指与数相似，正《黄帝内经》所云"诸过者切之"之滑也。要之，兼浮者毗于阳，兼沉者毗于阴。是以或寒或热，从无定称。惟衡之以浮沉，辨之以尺寸，始无误耳。另，滑而有力为阳为实，其中有物，痰火、宿食、血液蓄积不化也。滑而无力为阴为虚，元气不能统摄阴火，气血痰食郁而化火，元气浮越也。两寸滑实而数者，痰火宿食在上，宿食在上宜吐之，痰火在上宜开泄，实火老痰亦可吐之，所谓"其上者，因而越之"。两关滑实者，痰火宿食在中，在左关先防风火痰气上扰，在右关宜消导攻泄。两尺滑实者，火热壅滞，血中有热，治宜清泄。六部滑而无力皆应补虚，元气充盛而阴火自消，气血痰食自化。

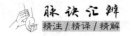

六、涩脉（阴）

【原文】

体象　涩脉蹇①滞，如刀刮竹；迟细而短，三象②俱足。

【提要】

此段讲涩脉的性质及脉体形象特征。

【注释】

①蹇：迟钝，不顺利。
②三象：指涩脉可显现既迟又细且短三种征象。

【译文】

　　涩脉的形象，往来迟滞，极不流利，就像"轻刀刮竹"的感觉，且迟、细、短三种征象并见。

【解析】

　　涩者，不流利之意。涩脉在《素问·脉要精微论》中写作"濇"，王冰注曰："濇者，往来时不利而涩滞也。"古代医家在形容涩脉时有多种比喻，如"轻刀刮竹""如雨沾沙""病蚕食叶"等，其中，用"轻刀刮竹"形容脉来涩滞不前的样子最为贴切，在现今的中医学教材中也如是描述。因此，涩脉的典型征象是往来艰难，迟滞，极不流利。至于涩脉是否

"迟细而短，三象俱足"则应结合临床实际具体分析。《脉理学》曰："涩脉虽以形势之重滞不灵为主，不系乎至数之迟缓，究意往来既涩，其势必迟，所以叔和直谓之迟，其旨可于言外得之。"也就是说，涩脉之迟，主要是指脉搏的起落形态而言，而不应做至数之迟来理解。至于细与短，是说涩脉的脉象特点，除涩滞不畅外，还可呈现脉形较细，脉力大小不均的特点。经现代临床与动物实验研究表明，涩脉是一种血液黏滞性较大、血流速度缓慢、脉搏起伏徐缓时的脉象形态。

【原文】

主病　涩为血少，亦主精伤。左寸涩者，心痛怔忡①。涩在左关，血虚胁胀。左尺得涩，精伤胎漏②。右寸涩者，痞气③自汗。涩在右关，不食而呕。右尺得涩，大便艰秘，腹寒胫④冷。

【提要】

此段讲涩脉出现在各部脉上所表示的疾病。

【注释】

①怔忡：是以阵发性或持续发作为特点，病人自觉心中剧烈跳动的一种急性病证。甚于惊悸，发则心动悸跃不能自主。

②胎漏：指妊娠之后，阴道不时有少量出血，点滴不止，或时有时无而不伴有小腹疼痛者而言。胎漏是妊娠期间最常见的出血疾患之一，也是妊娠出血疾病中最早出现的病证。

③痞气：指脘腹部有状如覆杯痞块的疾病。

④胫：胫骨。小腿双骨之一，位于小腿的内侧，对支持体重起重要作用，为小腿骨中主要承重骨。在此指小腿。

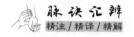

【译文】

造成涩脉的主要原因，是由于营血亏虚，或因肾精耗伤。左寸脉涩，多见心痛或怔忡病证。左关脉涩，可见血虚引起的胁肋胀痛。左尺脉涩，可见男子精伤，女子胎漏下血。右寸脉涩，可见脘腹疼气胀满，出虚汗。右关脉涩，可见无食欲，或呕逆。右尺脉涩，可见大便艰涩难出，腹冷腿寒。

【解析】

万物液少枯槁则必干涩，血脉之理同此。《脉诀启悟》曰："良由津血亏少，不能濡润经络，所以涩涩不调。"若津亏血少，则不能濡养充盈于经脉；精血同源，相互化生，精伤亦致血少，血少则脉道失充，故血少精伤则必致血液亏耗而流行不畅。故曰，造成涩脉的主要原因，是由于营血亏少，或肾精耗伤。但涩脉的主病，除血少精亏之虚证外，还可见于气滞血瘀、癥瘕积聚、痰食胶固等实证。《脉学辑要》曰："今验不啻食痰为然，又有七情郁结，及疝瘕癖气，滞阻隧道而脉涩者，宜甄别脉力之有无，以定其虚实耳。"即言气滞不畅，阻遏血行，或痰食阻滞，气血不行，均可导致脉行艰涩。左寸主心，如寒凝血瘀，心脉不利，则心痛如刺，或心悸怔忡，则见寸脉涩滞；左关主肝，如肝郁气滞，阻滞经脉，以致胸胁不利，胀满疼痛，可见左关脉涩。若肝气乘犯脾土，以致脾胃虚弱，则右关脉涩，尺脉主肾，故尺涩见于男子精冷遗泄、小便淋沥，属疝瘕癖气阻滞于下焦，需温通血脉则病愈。女子以血为用，怀孕见涩脉为胎中气血欠和，无孕见涩脉主精血枯竭，故李中梓曰："肾之为脏，专司精血，故左尺见之，为虚残之候。不问男妇，凡尺中沉涩者，必艰于嗣，正血少精伤之证也。如怀子而得涩脉，则血不足以养胎。如无孕而得涩脉，将有阴衰髓竭之忧。"

【原文】

兼脉　涩而坚大，为有实热；涩而虚软，虚火①炎灼。

【提要】

此段讲滑脉与其他脉象相兼所主病证的意义。

【注释】

①虚火：指阴虚或血虚不能制约或涵养阳气，致使阳气相对亢盛的内热、内火。

【译文】

如脉涩且脉体大而有力，多为实热亢盛之象；如脉涩且虚弱无力，则为虚热虚火灼烧而致。

【解析】

涩本血少而再得坚大之形，乃邪火炽甚，阴不胜阳。若仅见虚软，此属无根之火熏灼耳。或因忧郁，或因浓味，或因无汗，或因妄补，气腾血沸，清化为浊，老痰宿饮，胶固杂糅，脉道阻塞，不能自至，亦见涩状。若重取至骨，似有力而带数，以意参之于证，验之形气，但有热证，当作瘤热可也。

一切世间之物，濡润者则必滑，枯槁者则必涩。故滑为痰饮，涩主阴衰，理有固然，无足辨者。肺之为脏，气多血少，故右寸见之为合度之诊。肾之为脏，专司精血，故右尺见之为虚残之候。不问男妇，凡尺中沉涩者，必艰于嗣，正血少精伤之确证也。故女人怀子而得涩脉，则血不足养胎；如无孕而得涩脉，将有阴衰髓竭之忧。伪诀云："指下寻之似有，举之全无。"则是微脉而非涩脉矣。叔和谓其"一止复来"，亦有此病。盖涩脉往来迟难，有类乎止而实非止也。又曰："细而迟，往来难，且散者。"乃浮分多而沉分少，有类乎散，而实非散也。须知极细极软、似有若无为微脉，浮而且细且软为濡脉，沉而且细且软为弱脉。三者之脉，皆指下模糊，有似乎涩，而实有分别也。然一脉涩也，更有外邪相袭，使气分不利而成滞涩；卫气散失，使阳衰不守而成虚涩；肠胃燥渴，津液亦亡，使血分欲尽而成枯涩。在诊之者自为灵通耳。另，滑则流利，涩则滞涩，涩为脉道不利之象。《说文解字》云："涩，不滑也。"脉道不滑利者，缘由四端：一者血瘀阻滞，脉道不畅而涩；二则血少精枯，不能充养而涩；三者中有燥热，灼伤阴血，津亏液耗，不能濡润而涩；四者血中有寒，实寒收引，虚寒阳衰，气血得寒凝滞而涩。

七、虚脉（阴）

【原文】

体象 虚合四形[①]，浮大迟软；及乎寻按，几[②]不可见。

【提要】

此段讲虚脉的性质及脉体形象特征。

【注释】

①四形：四种脉的形态，指下句的浮、大、迟、软而言。

②几：几乎。

【译文】

虚脉的形象综合了浮、大、迟、软四种形态，稍加重按，便觉虚软无力，甚至有一种中空的感觉。

【解析】

脉搏力量的大小，以阳气为动力，以阴血为基础，阳虚气虚不足无力推动血行，搏击力弱，故脉来无力；气虚不敛则脉管松弛，故按之空虚；阴虚血虚不足以充其脉，均可使脉细，虚软无力。

【原文】

主病　虚主血虚，又主伤暑①。左寸虚者，心亏惊悸②。虚在左关，血不营③筋。左尺得虚，腰膝痿痹④。右寸虚者，自汗喘促。虚在右关，脾寒食滞。右尺得虚，寒证蜂起。

【提要】

此段讲虚脉出现在各部脉上所表示的疾病。

【注释】

①伤暑：又称"感暑"。指夏季伤于暑邪，出现多汗身热、心烦口渴、气粗、四肢疲乏、小便赤涩等"阳暑"证候。

②惊悸：是指病人自觉心动异常，心慌不安，甚则不能自主的一类症状。

③营：经营，濡养。

④痿痹：痿指痿证，是肢体筋脉弛缓，软弱无力，甚至肌肉萎缩的一种病证；痹指痹证，一般是由风寒湿邪阻闭经络气血所致的病证。

【译文】

虚脉多主血虚、伤暑。左寸脉虚，多见惊悸。左关脉虚，多见血虚不能濡养筋脉所致的各类病证。左尺脉虚，可见腰膝痿痹之证。右寸脉虚，可见自汗虚喘。右关脉虚，可见脾胃虚寒导致的食积之证。右尺脉虚，主命门火衰，可见各类虚寒病证。

【解析】

《脉经》曰："血虚脉虚。"而独不言气虚者何也？气为阳，主浮分，血为阴，主沉分。今浮分大而沉分空，故独主血虚耳。若夫肺脉见之，又主气怯者，肺与乾天合德，不浮而沉，气分欲竭之兆也。血少则不足以济心主高拱之权，而动见章皇。肝为血海而主筋，虚则筋失其养。腰者，肾之府也，膝者，骨之屈伸开阖处也，虚则不为我用。阳气虚则不能卫外而自汗，真气虚而喘促者，盖由机缄不相接续。食滞者脾胃虚寒，乾健坤顺，两失其职。真火衰而诸证毕集，非转阳和之令，事何克济乎！虚脉又主伤暑者，盖暑为阳邪，其势足以铄石流金，并于脾则吐利，并于心则烦心，并于上则头重，并于下则便秘；其见于脉也，不洪数而反见虚者，因暑性炎热，使人表气易泄，故脉必虚耳。

《脉经》曰："迟大而软，按之豁豁然空。"此言最为合义。虽不言浮字，而曰按之豁然空，则浮字之义已包含矣。崔紫虚以为"形大力薄，其虚可知"，但欠迟字之义耳。伪诀云："寻之不足，举之有余。"是浮脉而非虚脉矣。浮以有力得名，虚以无力取象，有余二字，安可施之虚脉乎？杨仁斋曰："状为柳絮，散漫而迟。"滑伯仁曰："散大而软。"二家之言，俱是散脉而非虚脉矣。夫虚脉按之虽软，犹可见也；散脉按之绝无，不可见也。虚之异于濡者，虚则迟大而无力，濡则细小而无力也。虚之异于芤者，虚则愈按而愈软，芤则重按而仍见也。夫虚脉兼迟，迟为寒象，大凡证之虚极者必夹寒，理势然也。故虚脉行于指下，则益火之原，以消阴翳。更有浮取之而且大且数，重按之而豁然如无，此名内真寒而外假热，古人以附子理中汤冰冷与服，治以内真热而外假寒之剂也。

另，《脉经》之前，《黄帝内经》《金匮要略》诸书所论虚脉仅指脉来无力。《脉经》之后，虚脉渐为特指脉大而软、迟。虚脉主虚，不言而喻。脉大而软迟之虚是脉之虚，血流不能鼓动脉搏。血流不能鼓动，一者固因血虚，二者亦应有气虚的因素。气能生血，血虚者，补其气而血自生，未有明医补血而不及补气者。故《脉经》虚脉虽言血虚不言气虚，实已言气虚；虚脉又主伤暑，暑邪易伤津耗气，气泄而脉虚故也。文末脉浮取而大、数，重按而豁然如无者，是阴盛格阳也。阳气浮

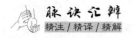

越而外见脉大、数，其实阳气衰竭，内真寒而外假热，故重按无。治以附子理中汤冰冷与服者，冷服不为浮越阳气所拒，热药乘此入里温补阳气，是反佐之义。

八、实脉（阳）

【原文】

体象 实脉有力，长大而坚；应指幅幅①，三候②皆然。

【提要】

此段讲实脉的性质及脉体形象特征。

【注释】

①幅幅：幅（bì），通幅。指脉来宽大而长的样子。

②三候：指浮、中、沉三候。

【译文】

实脉为脉来充盛有力，脉体宽大而长，所以应指的幅度很宽，寸、关、尺三部脉，浮、中、沉三候脉皆有力。

【解析】

实脉的形态，从浮部轻取到重按沉取，均为脉大而长，搏动坚实有力。此因邪气亢盛而正气未虚，正邪相搏，气血壅盛，脉道内充盈度较高，脉管呈紧张状态，故脉搏搏动有力。

【原文】

主病 血实脉实，火热壅结。左寸实者，舌强①气壅，口疮咽痛。实在左关，肝火胁痛。左尺得实，便秘腹疼。右寸实者，呕逆咽痛，喘嗽气壅。实在右关，伏阳②蒸内，中满气滞。右尺得实，脐痛便难，相火③亢逆。

【提要】

此段讲实脉出现在各部脉上所表示的疾病。

【注释】

①舌强：指舌体强硬，活动不灵，舌体伸缩不自然、谈吐不利的现象。

②伏阳：指阳热之邪潜伏在体内。

③相火：指寄居于肝肾二脏的阳火。

【译文】

血脉实滞而见实脉，多因火热邪气壅结于内。左寸脉实，可见气机壅结，舌体强硬，口疮咽痛。左关脉实，可见肝火亢盛而致胁痛。左尺脉实，可见便秘腹痛。右寸脉实，可见呕逆咽痛，气机壅滞的喘嗽。右关脉实，是阳热之邪潜伏于体内，致气机壅滞中焦而致中满。右尺脉实，是相火旺盛亢逆于上，可见脐腹疼痛，大便难出。

【解析】

脉实必有大邪、大热、大积、大聚。故《脉经》云："血

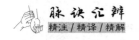

实脉实。""气来实强，是谓太过。"由是测之，皆主实热。其所主病，大约与数脉相类，而实则过之，以其蕴蓄之深也。

《素问·大奇论》曰："肝满、肾满、肺满皆实，即为肿。"如肝壅两胠满，卧则惊，不得小便；肾壅胠下至少腹满，胫有大小，髀大跛，易偏枯；肺之壅，喘而两胠满之类，皆实脉也。实主邪气有余，易于体象，所以叔和有"尺实则小便难"之说。乃伪诀谬以尺实为"小便不禁"，何适相反，又妄谓"如绳应指来"，则是紧脉之形，而非实脉之象矣。夫紧脉之与实脉，虽相类而实相悬。但紧脉弦急如切绳，而左右弹人手；实脉则且大且长，三候皆有力也。紧脉者，热为寒束，故其象绷急而不宽舒；实脉者，邪为火迫，故其象坚满而不和柔。以证合之，以理察之，便昭昭于心目之间。

张洁古惑于伪诀实主虚寒之说，而遂以姜附施治，此甚不可为训。或实脉而兼紧者，庶乎相当；苟非紧象，而大温之剂施于大热之人，其不立毙者几希！以洁古之智，当必是兼紧之治法无疑耳。夫阴阳对偶，不可稍偏。阳气过旺，不戢有自焚之虞。今世宗丹溪者，以为阳常有余，喜用寒凉，乃致杀人如麻，恬不之怪。又有有激之论，为刘朱之言不息，则轩岐之泽不彰，三吴两浙，翕然成风，以姜附为茶饭，其流毒更不可言。执一舍一，祸害相寻，可胜叹哉！

另，实脉，主实证也，必有邪、热、聚、积。实脉固然实热证者多，但若实而兼紧，亦见实寒。实脉所治宜攻邪，热者攻热，寒者攻寒，邪气去而正气安。本段文末批驳偏执寒热者，于今亦有实际意义。喜用寒凉，损人阳气。以姜附为茶饭，其流毒更深。当今医界，亦偏重寒热。主西医炎毒之说者，抬手便是金银花、连翘、石膏、板蓝根清热解毒，遂致阳虚者生机陨灭。又有所谓火神之学者，本为纠偏，不善学者竟执为干姜、附片、桂枝，反至热毒流溢。李氏于此指出"阴阳对偶，不可稍偏"之理，非为警醒我辈后学者乎？望中医学者能执定阴阳，辨证论治，莫为寒热偏见所惑，方为实事求是之学。

九、长脉（阳）

【原文】

体象 长脉迢迢①，首尾俱端②，直上直下，如循长竿。

【提要】

此段讲长脉的性质及脉体形象特征。

【注释】

①迢迢：长远之意。

②首尾俱端：端，指东西的一头；首尾，指寸口脉的首尾。首尾俱端的意思是长脉的脉体长达寸口脉的两端。

【译文】

长脉应指较长，长达寸口脉的首尾两端；脉搏直上直下，像手摸一根长竿一样。

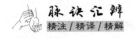

【解析】

长脉的形态，是脉动应指范围达到寸口脉的首尾两端。若是健康人见到长脉，是气血旺盛，精气满盛，脉气有余之象，脉虽长但是柔和；若脉硬直，如按长竿，毫无柔和之象，则属病脉，多由邪气盛实，正气不衰，邪正搏击所致。李中梓曰："长之为义，首尾相称，往来端直也。在时为春，在卦为震，在人为肝。故知长而和缓，即合春生之气，而为健旺之征；长而硬满，即属火亢之形，而为疾病之应也。"

【原文】

主病　长主有余，气逆火盛。左寸长者，君火①为病。长在左关，木实之殃②。左尺见长，奔豚③冲竞④。右寸长者，满逆为定。长在右关，土郁⑤胀闷。右尺见长，相火专令。

【提要】

此段讲长脉出现在各部脉上所表示的疾病。

【注释】

①君火：指心火。因心为君主之官，故名。

②殃：祸害，损害。

③奔豚：古病名。豚，即小猪。病发有气从下腹上冲胸部，直达咽喉，有如小猪奔闯，故名。

④竞：竞，"逐也"。

⑤土郁：土，指脾。土郁，是指脾气壅滞。

【译文】

长脉多主有余之证，多为气机上逆，火邪亢盛。左寸脉长，是心火为病。左关脉长，是肝之实证所致。左尺脉长，可见奔豚之气上冲。右寸脉长，定有胀满气逆症。右关脉长，是脾气壅滞而致脘腹胀闷。右尺脉长，是肝、肾相火为病。

【解析】

长脉与数脉、实脉皆相类。而长脉应肝，肝属木而生火，如上诸证，莫非东方炽甚，助南离之焰，为中州之仇，须以平木为急耳。《素问·平人气象论》曰："肝脉来软弱招招，如揭长竿末梢，曰肝平。肝脉来盈实而滑，如循长竿，曰肝病。"故知长而和缓，即合春生之气，而为健旺之征。长而硬满，即属火亢之形，而为疾病之应。长脉在时为春，在卦为震，在人为肝。肝主春生之令，天地之气至此而发舒。《素问·脉要精微论》曰："长则气治。"李月池曰："心脉长者，神强气壮。肾脉长者，蒂固根深。"皆言平脉也。如上文主病云云，皆言病脉也。旧说过于本位名为长脉，久久审度，而知其必不然也。寸而上过则为溢脉，寸而下过即为关脉；关而上过即属寸脉，关而下过即属尺脉；尺而上过即属关脉，尺而下过即为覆脉。由是察之，然则过于本位，理之所必无，而义之所不合也。唯其状如长竿，则直上直下，首尾相应，非若他脉之上下参差，首尾不匀者也。凡实、牢、弦、紧四脉皆兼长脉，故古人称长主有余之疾，非无本之说也。 另，长而有度为平脉，气血充盛。长而过于本位为病脉，邪气有余。

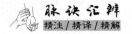

十、短脉（阴）

【原文】

体象　短脉涩小，首尾俱俯[1]；中间突起，不能满部[2]。

【提要】

此段讲短脉的性质及脉体形象特征。

【注释】

[1]俯：本来为低的意思，在此有短缩之意。
[2]部：指寸、关、尺三部脉。

【译文】

短脉迟涩细小，首尾短缩，故显得中间突起，不能满及寸、关、尺三部。

【解析】

《医学心悟》曰："短，不及本位也。"《四海同春》更曰："短谓短缩于长脉之两头。"也就是说，短脉的特征就是首尾俱短，常只显于关部。故短脉的辨认，应于寸部和尺部进行，若两部均不能触及，也可只在关部，但一般应指较明显。

【原文】

主病　短主不及，为气虚证。左寸短者，心神不定。短在左关，肝气有伤。左尺得短，少腹必疼。右寸短者，肺虚头痛。短在右关，膈间①为殃。右尺得短，真火②不隆③。

【提要】

此段讲短脉出现在各部脉上所表示的疾病。

【注释】

①膈间：指胸膈。

②真火：此指肾阳。

③不隆：隆，兴也。不隆，指不够旺盛。

【译文】

短脉主虚损不足之病，多以气虚为主。左寸脉短，多见心神不定。左关脉短，属肝气损伤。左尺脉短，必见少腹疼痛。右寸脉短，可见肺气虚而致的头痛。右关脉短，是胸膈间的病变。右尺脉短，是肾阳虚衰，失于温煦。

【解析】

《素问·脉要精微论》曰："短则气病。"盖以气属阳，主乎充沛，若短脉独见，气衰之确兆也。然肺为主气之脏，偏与短脉相应，则又何以说也。《素问·玉机真脏论》谓肺之平脉，厌厌聂聂，如落榆荚。则短中自有和缓之象，气仍治也。若短而沉且涩，而谓气不病乎？

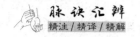

一息不运则机缄穷，一毫不续则穹壤判。伪诀以短脉为中间有，两头无，为不及本位。据其说则断绝不通矣。夫脉以贯通为义，若使上不贯通，则为阳绝；下不贯通，则为阴绝，俱为必死之脉。岂有一见短脉，遂致危亡之理乎？戴同父亦悟及于此，而云"短脉只当见于尺寸，若关中见短，是上不通寸，下不通尺，为阴阳绝脉而必死"。同父之说，极为有见。然尺与寸可短，依然落于阴绝阳绝矣。殊不知短脉非两头断绝也，特两头俯而沉下，中间突而浮起，仍目贯通者也。叔和云："应指而回，不能满部。"亦非短脉之合论也。时珍曰："长脉属肝宜于春，短脉属肺宜于秋。但诊肺肝，则长短自见。"故知非其时、非其部，即为病脉也。凡得短脉，必主气血虚损，伪诀指为气壅者何也？洁古至欲以巴豆神药治之，良不可解。

另，短为气病。李氏云短主不及，为气虚证。又云凡得短脉，必主气血虚损。实际并非完全如此。短亦有虚实之分，虚则固为气虚，实证亦有也，其实者为脉气不利。若气机不畅，三焦壅滞，痰浊瘀阻，酒客中满，宿食内停而气壅于内，皆可致短脉。故短脉未必皆主虚。

十一、洪脉（阳）

【原文】

体象　洪脉极大，状如洪水；来盛去衰，滔滔①满指。

【提要】

此段讲洪脉的性质及脉体形象特征。

【注释】

①滔滔：充满之意，形容脉形汹涌洪大。

【译文】

洪脉的形象极大，就像滔滔的洪水一般；脉势汹涌有力，来势盛大，去势稍减衰，指下感觉汹涌满指。

【解析】

《脉经》曰："洪脉，极大在指下。"《脉语》曰："洪，犹洪水之洪，脉来大而鼓也……如江河之大，若无波涛汹涌，不得谓之洪。"可见洪脉的形象，是应指浮大而有力，滔滔满指，呈波涛汹涌之势。脉搏来时显得势极充盛，而去时盛势减缓，但也要较长时间才能消逝，故云"来盛去衰"，亦有云"来大去长"。一般是由实热等病因导致脉管内血流量增加，脉压增大，血流速度增快，循环动力亢进，以致脉管形体增宽，脉搏有力，脉形急速升起，所以脉来具有浮、大、强的特点，形如汹涌的波涛；但由于外周血管阻力降低，脉又如落下之波涛，较来时势力减缓，故又很快降下，所以说洪脉形大满指，来盛去衰。

【原文】

主病　洪为盛满，气壅①火亢。左寸洪者，心烦舌破。洪

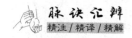

在左关，肝脉太过。左尺得洪，水②枯便难。右寸洪者，胸满气逆。洪在右关，脾土胀热。右尺得洪，龙火③燔灼。

【提要】

此段讲洪脉出现在各部脉上所表示的疾病。

【注释】

①气壅：指气机壅滞。

②水：此指肾阴。

③龙火：指肝肾之虚火。

【译文】

洪脉是盛满之象，多由邪气壅盛，火热之邪亢奋所致。左寸脉洪，多见心烦，口舌生疮。左关脉洪，属肝气过旺之象。左尺脉洪，是肾阴枯竭，不能濡润肠道，导致大便干结难出。右寸脉洪，多见胸部满闷，气喘上逆之症。右关脉洪，属脾胃之气壅滞，脘腹胀满灼热。右尺脉洪，是肝肾阴亏，虚火燔灼之象。

【解析】

洪脉在卦为离，在时为夏，在人为心，时当朱夏，天地之气酣满畅遂，脉者得气之先，故应之以洪。洪者，大也，以水喻也。又曰钩者，以木喻也。夏木繁滋，枝叶敷布，重而下垂，故如钩也。钩即是洪，名异实同。《素问·玉机真脏论》以洪脉为来盛去衰，颇有微旨。大抵洪脉只是根脚阔大，却非坚硬。若使大而坚硬，则为实脉而非洪脉矣。《素问·脉要精微论》曰："大则病进。"亦以其气方张也。《素问·玉机真脏论》曰："'夏脉如钩，何如而钩？'岐伯曰：'夏脉，心也，南方火也，万物所以盛长也，其气来盛去衰，故曰钩。反此者病。'黄帝曰：'何如而反？'岐伯曰：'其气来盛去亦盛，此谓太过，病在外。其气来不盛去反盛，此谓不及，病在中。太过则令人身热而肤痛，为浸淫。不及则令人烦心，上见咳唾，下为气泄。'"叔和云："夏脉洪大而散，名曰平。若反得沉濡而滑者，是肾之乘心，水之克火，为贼邪，死不治。反得大而缓者，是脾之乘心，子之扶母，为实邪，虽病自愈。反得弦细而长者，是肝之乘心，母之归子，为虚邪，虽病易治。反得浮涩而短者，是肺之乘心，金之陵火，为微邪，虽病即瘥。"凡失血、下利、久嗽、久病之人，俱忌洪脉。《素问·三部九候论》曰："形瘦、脉大、多气者死。"可见形证不与脉相合者，均非吉兆。

另，洪脉者，阳气满张，气壅火亢。然亦有虚实之辨，太过与不及之别。其实者，邪火亢盛，阳气盛满，当抑阳泻火，如白虎汤证。其虚者，多因阴盛格阳，阳气浮越，而虚满于外；或因中州脾虚，元气外越，阴火内盛。治当温阳潜降、引火归元，或当补中益气、升阳散火。如当归补血汤证，血虚阳浮而脉见洪大、发热烦渴，证象白虎，只当补气生血，人称类白虎证。故李氏云"凡失血、下利、久嗽、久病之人，俱忌洪脉"，是阳气浮越，脉与证不相合，均属危象。

十二、微脉（阴）

【原文】

体象　微脉极细，而又极软①；似有若无，欲绝②非绝。

【提要】

此段讲微脉的性质及脉体形象特征。

【注释】

①极软：指下感觉若有若无，极其柔软。

②绝：无，消失。

【译文】

微脉非常细小，而又极其柔软；按之模糊不清，似有若无，好似将绝而未绝。

【解析】

《脉经》曰："微脉，极细极软，或欲绝，若有若无。"《诊宗三昧》曰："微脉者，似有似无，欲绝非绝，而按之稍有模糊之状，不似弱脉之小弱分明，细脉之纤细有力也。"可见微脉形象为极度细软，弱而无力，欲绝非绝，按之模糊不清。多为阴阳气血虚甚，鼓动无力所致。从现代临床实验来看，微脉是由于心脏功能衰竭，或失血、失液及其他因素引起的血容量或血压过低造成的，往往见于休克过程中的不同阶段或不同程度。

【原文】

主病　微脉模糊，气血大衰。左寸微者，心虚忧惕①。微在左关，寒挛②气乏。左尺得微，髓竭精枯。右寸微者，中寒少气。微在右关，胃寒气胀。右尺得微，阳衰寒极。

【提要】

此段讲微脉出现在各部脉上所表示的疾病。

【注释】

①忧惕：忧虑戒惧。《三国志·吴志·周鲂传》曰："虽尚视息，忧惕焦灼，未知躯命，竟在何时。"《旧唐书·承天皇帝倓传》曰："贤每日忧惕，知必不保全，与二弟同侍于父母之侧，无由敢言。"

②寒挛：寒邪收引，寒邪侵袭人体，可引起肢体拘挛，屈伸不利。

【译文】

微脉的脉象模糊，一般为气血大衰的征象。左寸脉微，则心惊神怯，忧虑戒惧。左关脉微，属寒邪伤筋，筋脉拘挛，气少乏力。左尺脉微，则肾虚精髓枯竭。右寸脉微，属中焦虚寒少气。右关脉微，则胃寒气胀。右尺脉微，是肾阳虚衰，生命将绝之象。

【解析】

算数者以十微为一忽，十忽为一丝，十丝为一毫，十毫为一厘。由是推之，则一厘之少，分而为万，方始名微，则微之渺小难见可知。世俗未察微脉之义，每见脉之细者，辄以微、细二字并称，是何其言之不审耶？轻取之而如无，故曰阳气衰；重按之而欲绝，故曰阴气竭。若细脉则稍稍较大，显明而易见，非如微脉之模糊而难见也。虽其证所患略同，而其形亦不可不辨。时珍云："微主久虚血弱之病，阳微则恶寒，阴微则发热。"自非峻补，难可回春。而伪诀所云："漩之败血小肠虚。"何以置之微脉乎？若不兼他象，虽微而来去未乱，犹可图存于百一。卒病得之，犹或可生者，谓邪气不至深重也。长病得之，多不可救者，正气将次绝灭，草木之味难借以支持耳。

在伤寒证惟少阴有微脉，他经则无。其太阳膀胱为少阴之府，才见脉微恶寒，仲景早从少阴施治，而用附子、干姜矣。盖脉微恶寒，正阳气衰微所至。诗云："彼月而微，此日而微；今此下民，亦孔之哀。"在天象之阳且不可微，然则人身之阳顾可微哉！肾中既已阴盛阳微，寒自内生，复加外寒斩关直入，其人顷刻云亡。故仲景以为卒病，而用辛热以回一线真阳于重泉之下也。卒中寒者，阳微阴盛，最为危急。《素问·调经论》曰："阴盛生内寒。因厥气上逆，寒气积于胸中而不泄，则温气去，寒独留，留则血凝，血凝则脉不通，其脉盛大以涩，故中寒。"夫既言阴盛生内寒矣，又言故中寒者，岂非内寒先生，外寒内中之耶！经既言血脉不通矣，又言其脉盛大以涩者，岂非以外寒中，故脉盛大，血脉闭，故脉涩耶！此中深有所疑，请申明之。一者，人身卫外之阳最固，太阳卫身之背，阳明卫身之前，少阳卫身之两侧，今不由三阳而直中少阴，岂真从天而下？盖厥气上逆，积于胸中，则胃寒；胃寒则口食寒物，鼻吸寒气，皆得入胃。肾者，胃之关也，外寒斩关直入少阴肾脏，故曰中寒也。此经隐而未言者也。一者，其脉盛大以涩，虽曰中寒，尚非卒病，卒病中寒，其脉必微。盖经统言伤寒、中寒之脉，故曰盛大以涩。仲景以伤寒为热病，中寒为寒病，分别言之。伤寒之脉，大都以大、浮、数、动、滑为阳，沉、涩、弱、弦、微为阴。阳病而见阴脉且主死，况阴病卒病，必无反见阳脉盛大之脉。若只盛大以涩，二阳一阴，亦何卒急之有哉！此亦经所隐而难窥者也。

另：微者，气血不足、阳气衰微之象也。即景岳先生所云："微脉当概做虚治。"微在左寸，心气不足，故心虚忧惕。微在左关，肝气不足，故寒挛气乏。微在左尺，真阴大损，故髓竭精枯。微在右寸，肺气不足，故中寒少气。微在右关，脾胃阳虚，故胃寒气胀。微在右尺，真阳耗竭，故阳衰寒极。

十三、紧脉（阴中之阳）

【原文】

体象　紧脉有力，左右弹人；如绞转索①，如切紧绳②。

【提要】

此段讲紧脉的性质及脉体形象特征。

【注释】

①转索：是指脉的搏动，犹如绳索之转动，左右弹指无定处。

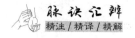

②紧绳：拉紧的绳子。

【译文】

紧脉应指劲急绷紧有力，左右前后弹手，感觉如同摸到旋绞转动或紧绷的绳索。

【解析】

紧者，紧急，紧束也，是一种脉来绷急有力的脉象。无论轻举重按，脉搏的紧张度、力度都比较高，绷急有力，坚搏抗手，状如绞转的绳索一般。紧脉属于复合因素的脉象，它具有脉形和力度的变化，紧脉是在张力强，亦即弦脉的基础上，加以指下有不稳定感的脉，所以有牵绳转索，左右弹手之说。紧脉在早期的医籍，如《黄帝内经》中记载不多，似尚在形成的过程中，其主病亦为寒，但《黄帝内经》以肝脉弦，此处青脉之至云云可证，其紧与弦有时不能更明确地划分。

【原文】

主病　紧主寒邪，亦主诸痛①。左寸紧者，目痛项强②。紧在左关，胁肋痛胀。左尺紧者，腰脐作痛。右寸紧者。鼻塞膈壅。紧在右关，吐逆伤食。右尺得紧，奔豚③疝疾④。

【提要】

此段讲紧脉出现在各部脉上所表示的疾病。

【注释】

①诸痛：各类疼痛。

②项强：颈项部肌肉筋脉牵强拘急，出自《素问·至真要大论》，亦称"颈项强急"，因风寒湿邪侵袭太阳经脉，或感受暑温，或津血耗损、筋脉失养所致。见于伤寒、暑温、中风、痉病等。

③奔豚：见"长脉"注释。

④疝疾：即人体组织或器官一部分离开了原来的部位，通过人体间隙、缺损或薄弱部位进入另一部位，俗称"小肠串气"。有脐疝、腹股沟直疝、斜疝、切口疝、手术复发疝、白线疝、股疝等。疝气多是因为咳嗽、喷嚏、用力过度、腹部过肥、用力排便、妇女妊娠、小儿过度啼哭、老年腹壁强度退行性变等原因引起。

【译文】

紧脉多主因寒邪袭人而致的病证，又主各种原因引起的疼痛。左寸脉紧，可目痛项强。左关脉紧，可见胁肋胀痛。左尺脉紧，可见腰脐部冷痛。右寸脉紧，可见鼻塞不通，胸膈气机壅滞。右关脉紧，属寒侵中焦，可致吐逆伤食。右尺脉紧，属寒邪侵犯下焦，肾气寒气上冲引发奔豚气和疝气。

【解析】

紧脉在临床上多见于因寒而致的病证，其主要形成原因是寒邪侵犯人体。寒为阴邪，主凝滞收引，易困遏阳气，使脉道紧束而拘急。寒邪袭人，正气与之剧烈相争，故脉来绷急搏指，状如切绳。如外感风寒、恶寒、无汗、头项强痛等症，紧脉常与浮脉并见；阳虚内寒，引起畏寒、腹痛、下利等症，则紧脉多与沉脉并见。另，肺寒咳嗽也常见紧脉。紧脉还常见于各种原因引起的疼痛，也多与寒邪凝滞于经脉，致气血运行不畅有关。如外来寒邪侵犯人体经络引起头身疼痛；寒邪侵犯肌

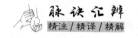

肉关节引起关节肢体痹痛、活动不利；若心阳不振，寒凝心脉，心血瘀阻引起心绞痛或掣背疼痛；肾经寒气上冲可引起奔豚气，致发作性下腹气上冲胸，直达咽喉，腹部绞痛，或引发各种疝疾疼痛。此外，宿食内停引起的腹胀疼痛等也可见紧脉，系因实邪阻滞，气机不通，致血实脉涌。

【原文】

兼脉 浮紧伤寒，沉紧伤食。急而紧者，是谓遁尸①。数而紧者，当主鬼击②。

【提要】

此段讲紧脉与其他脉象相兼所主病证的意义。

【注释】

①遁尸：病名。指一种突然发作、以心腹胀满刺痛、喘急为主症的危重病证。《太平圣惠方·卷五十六》曰："遁尸者，言其停遁在人肌肉血脉之间。若卒有犯触即发动，令心腹胀满刺痛，喘息急，偏攻两胁，上冲心胸，其候停遁不消者是也。"

②鬼击：病名。胸腹部突然绞痛或出血的疾患。又名鬼排。《肘后备急方·卷一》曰："鬼击之病，得之无渐卒着，如人力刺状，胸胁腹内，绞急切痛，不可抑按。或即吐血，或鼻中出血，或下血。一名鬼排。"

【译文】

脉浮而紧，是寒邪伤于人体肌表的太阳伤寒表证；脉沉而紧，是伤食积滞所致。脉来急迫而紧者，是为遁尸，即突然发作以心腹胀满刺痛、喘急为主要症状的危重病证。脉来疾数而紧者，主鬼击病证，是指胸腹部突然绞痛或出血的疾患。

【解析】

浮紧有力，无汗，发热，恶寒，头项痛，腰脊强拘急，体痛，骨节疼，此为伤寒邪在表也。独右关紧盛为饮食内伤，两手脉俱紧盛即是夹食伤寒。遁尸鬼击者，皆属阴邪之气卒中于人，邪正交争，安得不急数乎？中恶祟乘之，脉而得浮紧，谓邪方炽而脉无根也；咳嗽虚损之脉而得浮紧，谓正已虚而邪方痼也。咸在不治。

天地肃杀之气，阴凝收敛，其见于脉也为紧。较之于弦，更加挺劲之异。仲景曰："如转索无常。"叔和曰："数如切绳。"丹溪曰："如纫箪线，譬如以二股三股纠合为绳，必旋绞而转，始得紧而成绳。"可见紧之为义，不独纵有挺急，抑且横有转侧也。不然，左右弹手及转索诸喻，将何所取义乎！古称热则筋纵，寒则筋急，此惟热郁于内而寒束其外，倔强不平，故作是状。紧之与迟，虽同主乎寒，迟则气血有亏，乃脉行迟缓而难前，紧则寒邪凝袭，乃脉行夭矫而搏击。须知数而流利则为滑脉，数而有力则为实脉，数而绞转则为紧脉。形状画一，不可紊也。崔氏但言如线，亦窥见梗概，第未言之透快耳。紧之一字，已经古人工于摹写，而伪诀妄曰："寥寥入尺来"，思之几同寐语。夫紧脉犹之行路，不惟足高气扬，履声接踵，抑且左右恣意，而竟比之一龙钟衰老举步不前之态，其比拟失伦，肆口无忌，何至于此！庸工犹以为金针也。

另：紧者，如绳转索，刚劲且硬，不柔和也。言脉拘急而

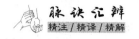

紧张度高，甚则弹手。寒主收引，脉为之紧缩，故可见紧脉。外寒里热，阳热鼓荡而寒邪束缚，则紧而有力。阳衰气虚，阴寒内盛，亦见收引，但紧而无力。另寒瘀、宿食、水邪内阻，脉来不畅，亦可见拘紧。里热炽盛，胶结于内，脉亦收引，可见沉紧。如《伤寒论》云："结胸热实，脉沉而紧。"又有久病重病，或如癌症患者，唯贵于脉象柔和，而脉来刚劲拘紧，硬而弹指不柔和者，是邪盛痼结而正气衰微，病为难治，再甚则为真脏之脉，预后不佳。

十四、缓脉（阴）

【原文】

体象　缓脉四至，来往和匀；微风轻飐①，初春杨柳。

【提要】

此段讲缓脉的脉体形象特征。

【注释】

①飐（zhǎn）：风来吹物使其颤动之意。

【译文】

缓脉的来去搏动，一呼一吸刚好四至，往来和缓而均匀，就像微风轻轻地吹拂下摇曳不停的初春杨柳一般。

【解析】

缓有和缓、怠缓、迟缓等不同含义，因此缓脉亦有正常与异常之分。正常的缓脉，是脉来从容和缓，不快不慢，不浮不沉，节律均匀，是脉有胃气的一种表现。而异常的缓脉，是脉势怠缓，稍快于迟的一种脉象，脉来怠缓且松懈无力。中医认为，若脉来均匀和缓，为平脉，是正常人的脉象。缓脉多见于湿证或脾胃虚弱。缓脉须同近似脉迟脉、濡脉、微脉、弱脉相区别。迟脉一息不足四至。濡脉浮细而软。微脉则细而软弱，似有似无。弱脉呈沉细之象，须重按始得，与缓脉来去怠缓，不浮不沉，一息四至不同。缓脉与紧脉为相反的脉象。临床上，缓脉常同浮、沉、大、迟等脉兼见。

【原文】

兼脉、主病 缓为胃气，不主于病。取其兼见，方可断证。浮缓伤风，沉缓寒湿。缓大风虚，缓细湿痹①。缓涩脾薄②，缓弱气虚。左寸涩缓，少阴血虚。左关浮缓，肝风内鼓。左尺缓涩，精宫③不及。右寸浮缓，风邪所居。右关沉缓，土弱湿侵④。右尺缓细，真阳⑤衰极。

【提要】

此段讲缓脉出现在各部脉上及与其他兼脉并现时所表示的疾病。

【注释】

①湿痹：痹病中的一种。《黄帝内经》名之曰着痹。《素问·痹论》

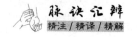

曰："湿气胜者为着痹也。"又名肌痹。是以关节、肌肉痛和肢体（以上下肢为主）拘急，甚则影响屈伸为主症，多因风、寒、湿邪侵袭经脉，皮、肌、筋、骨、气血痹阻所致。

②脾薄：脾虚之意。

③精宫：本为志室穴或命门穴的别名。此处结合上下文意，当指命门。因命门是人身精之所寄，男子以藏精，女子以系胞（胞宫）。

④土弱湿侵：脾虚为湿邪所困。

⑤真阳：真阳又称"肾阳""元阳"。其寓于命门之中，为先天之真火，是肾生理功能的动力，亦可说是人体热能的源泉。

【译文】

脉象和缓一般是有胃气的表现，不主于病。只有在与其他病脉相兼出现时，才可作为诊断疾病的依据。例如，脉浮而缓，是风邪所伤；脉沉而缓，是寒湿内侵；脉大而缓，主风虚之证；脉细而缓，是湿痹之证；脉缓而涩主脾虚，脉缓而弱主气虚。左寸脉涩而缓，主少阴心血不足；左关脉浮而缓，主肝风内动；左尺脉缓而涩，是精宫精血不足；右寸脉浮而缓，是风邪袭入之象；右关脉沉而缓，是脾虚为湿邪所困；右尺脉缓而细，主肾阳衰微。

【解析】

《素问·玉机真脏论》曰："岐伯曰：脾者，土也，孤脏以灌四旁者也。善者不可见，恶者可见。"是故缓脉不主疾病。惟考其兼见之脉，乃可断其为病。浮而且缓，风上乘也；沉而且缓，湿下侵也。缓而且大，风虚内盛；缓而且细，湿痹外乘。缓而且涩，脾不能统血也；缓而且弱，肺不能主气也。

缓脉在八卦为坤，在五行为土，在时为四季之末，在人身为足太阴脾。若阳寸阴尺上下同等，浮大而软无偏胜者，和平之脉也。故张太素又比之"如丝在经，不卷其轴；应指和缓，往来甚匀"。盖土为万物之母，中气调和，则百疾不生，缓之于脉大矣哉！

《素问·玉机真脏论》曰："其来如水之流者，此为太过，病在外；如鸟之喙，此谓不及，病在中。太过则令人四肢沉重不举，不及则令人九窍壅塞不通。"《脉经》云："脾王之时，其脉大阿阿而缓，名曰平脉。反得弦细而长者，是肝之乘脾，木之克土，为贼邪，死不治。反得浮涩而短者，是肺之乘脾，子之扶母，为实邪，虽病自愈。反得洪大而散者，是心之乘脾，母之归子，为虚邪，虽病易治。反得沉濡而滑者，是肾之乘脾，水之凌土，为微邪，虽病即瘥。"

李中梓曰："缓脉以宽舒和缓为义，与紧脉正相反也……故曰缓而和匀，不浮不沉，不大不小，不疾不徐，意气欣欣，悠悠扬扬，难以名状者，此真胃气脉也。"所以，正常的缓脉，不主于病。缓脉主病，必须与其他脉象并见，才能作为诊断的依据。对于缓脉与其他兼脉的主病，著名医家姜春华总结说："归纳前人所说，有以下诸端：和缓从容者为胃脉，为正常无病之脉；怠缓不舒，有似困缚之象者，主湿邪黏滞，兼浮则为风湿在表，兼沉则属寒湿在里；浮缓少神者，为气血不足；浮而宽缓不弱，为卫虚；迟缓沉细，为营弱虚寒。"（《对脉学上若干意见的探讨》）可见，缓脉见于病中，并兼见他脉时，才有临床意义。其中，浮缓、沉缓或迟缓、沉细缓为临床所常见。浮缓多见于太阳中风表虚证，《伤寒论·辨太阳病脉证并治》载："太阳病，发热，汗出，恶风，脉缓者，名曰中风。"因风性散漫，袭人致腠理开泄，故脉见浮缓。沉缓或迟缓多见于湿证或寒湿内停之证，因湿性黏滞，易阻气机，故脉来徐缓；而寒性收引，阳气受遏，致脉气稽迟而缓慢。若脾虚，气血不足，血脉失充，鼓动无力，也可见到沉细缓脉。至于寸、关、尺三部脉缓的意义，当结合临床作为参考。

另，缓而从容柔和，是为平脉。缓而偏盛偏衰，是为病脉。缓而滑大多实热，缓而无力为气衰。缓而浮者为有风，缓而沉者阳不足。缓而脉大，气虚受风；缓而脉细，阳虚兼湿。

十五、芤脉（阳中阴）

【原文】

体象　芤①乃草名，绝类慈葱②；浮沉俱有，中候独空。

【提要】

此段讲芤脉的性质及脉体形象特征。

【注释】

①芤：古时葱的别名。
②慈葱：是葱之正名。中药材亦名"细香葱"。

【译文】

芤本是一种植物的名称，具体来说是慈葱的别名。芤脉浮大而软，按之中空边实，即宽大而中间有空虚感的脉搏，重按时中间无而两边有，好似手指按葱管的感觉。说明芤脉脉位脉形偏大、势软而中空，是脉管内血量减少，充盈度不足，紧张度低下的一种状态。

【解析】

李中梓曰："芤之为义，两边俱有，中央独空之象也。芤乃草名，其状与葱无以异也。假令以指候葱，浮候之着上面之葱皮，中候之正当葱之空处，沉候之又着下面之葱皮，以是审察，则芤脉之名象，昭然于心目之间，确乎无可疑矣。"总之，芤脉的脉象特征是：轻取即得，脉体大而应指无力，按之上下或两边实而中间空虚，如按葱管。

芤脉是失血过程中出现的一过性脉象。现代研究发现，在失血过程中，血管尚未明显收缩之前，由于血容量不足，而血管壁又具有一定的紧张度，所以呈现脉居浮位，中候空虚的脉搏状态。芤脉与革脉虽均有按之中空之感，但革脉浮弦而硬，如按鼓皮；芤脉浮虚而软，如按葱管。临证当仔细体验。

【原文】

主病　芤状中空，故主失血。左寸芤者，心主丧血。芤在左关，肝血不藏。左尺得芤，便红①为咎。右寸芤者，相傅②阴亡。芤在右关，脾血不摄。右尺得芤，精漏③欲竭。

【提要】

此段讲芤脉出现在各部脉上所表示的疾病。

【注释】

①便红：此指便血。

②相傅：此指肺。《素问·灵兰秘典论》曰："肺者，相傅之官，治节出焉。"王冰注："位高非君，故官为相傅。主行荣卫，故治节由之。"张景岳注："肺主气，气调则营卫脏腑无所不治。"

③精漏：指遗精等失精之症。

【译文】

芤脉的脉象中空，故主失血之症。左寸脉芤，是心血丧失之症。左关脉芤，是肝不藏血所导致的出血征象。左尺脉芤，可见大便便血。右寸脉芤，是肺脏阴津大伤之象。右关脉芤，是脾不摄血所导致的出血征象。右尺脉芤，是肾虚导致的精漏。

【解析】

卫行脉外，营行脉中，凡失血之病，脉中必空，故主证如上。按：芤之为义，两边俱有，中央独空之象。刘三点云："芤脉何似？绝类慈葱；指下成窟，有边无中。"叔和云："芤脉浮大而软，按之中央空，两边实。"二家之言，已无遗蕴。戴同父云："营行脉中，脉以血为形。芤脉中空，脱血之象。"伪诀云："两头有，中间无。"以头字易叔和之边字，则是上下之脉划然中断，而成阴绝阳绝之诊矣。又云："寸芤积血在胸中，关内逢芤肠里痈。"是以芤为蓄血积聚之实脉，非失血虚家之空脉矣。时珍亦祖述其言，岂曾未精思耶！伪诀又云："芤主淋沥，气入小肠。"与失血之候，有何干涉。即叔和云：

"三部脉芤，长病得之生，卒病得之死。"然暴失血者脉多芤，而谓卒病得之死可乎？其言亦不能无疵也。至刘肖斋所引诸家论芤脉者，多出附会，不可尽信。若周菊潭谓生平诊脉，未有芤象者，抑何其言之不审耶！虞德恒治一人，潮热微似疟，小腹右边一块，大如鸡卵作痛，右脚不能伸缩。虞诊其脉，左寸芤而带涩，右寸芤而洪实，两尺两关俱洪数。曰："此大小肠之间欲作痈耳。"虞说仍沿伪诀，以寸尺相为表里耳。然芤者，中空之象，带涩犹可并，曰带洪实，实则不芤，而芤则不实，岂虞之辨证，乃别有据，姑托于脉以明其术耶？否则于理亦不可解矣。

另，《黄帝内经》未论及芤脉，而《伤寒论》首见，《脉经》继之首论。芤为葱之别名，按之中空。所谓芤脉即轻取浮大而软，按之两边实而中央空。芤脉之成，脉道不充。充脉道者，气血也。故血失精亏，气立虚不能充盈，可见此脉。而瘀血内阻，积血在胸，不充于脉道，脉道不通，亦有见芤脉者。故滑寿《诊家枢要》有"右寸芤，胸中积血"论，李时珍亦从"寸芤积血在于胸"一说，李梴《医学入门》亦有"芤主瘀血不通"。因此，血瘀也有得芤脉者，本篇非一定之论。

十六、弦脉（阳中之阴）

【原文】

体象　弦如琴弦，轻虚而滑；端直以长[①]，指下挺然。

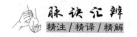

【提要】

此段讲弦脉的性质及脉体形象特征。

【注释】

①端直以长：挺直而长的样子。

【译文】

弦脉的形象如同琴弦一般，但脉体有柔和滑利之感，指下的感觉是挺直而长。

【解析】

李中梓曰："弦之为义，如琴弦之挺直而略带长也。在八卦为震，在五行为木，在四时为春，在五脏为肝。经曰："少阳之气温和软弱，故脉为弦"。岐伯曰："春脉肝也，东方木也，万物之所以始生也。故其气来濡弱，轻虚而滑，端直以长，故曰弦。反此者病。"此处很形象地描述了弦脉的形态，如同琴弦，应指有挺直和劲急感。但弦脉的形象随病情有所区别，病轻者脉虽弦但尚有柔和滑利之感；病重者应指端直以长，有切按弓弦之感；甚重者脉来搏指挺然有力，脉体硬而不柔和，如循刀刃。

从现代临床来看，弦脉的形成机理比较复杂。一般认为是由多种因素综合作用于动脉血管，使血管壁平滑肌紧张度增高，或有动脉硬化，动脉压力增高，外周阻力增强等，致使血管紧张度增加，导致脉搏呈现平直而有力的脉象。弦脉的形态虽是端直以长，却与长脉不同。李中梓曰："弦脉与长脉，皆主春令，但弦为初春之象，阳中之阴，天气犹寒，故如琴弦之端直而挺然，稍带一分之紧急也；长为暮春之象，纯属于阳，绝无寒意，故如木干之迢直以长，纯是发生之象也。

【原文】

主病 弦为肝风，主痛主疟①，主痰②主饮②。左寸弦者，头痛心劳。弦在左关，痰疟癥瘕③。左尺得弦，饮在下焦。右寸弦者，胸及头疼。弦在右关，胃寒膈痛。右尺得弦，足挛疝④痛。

【提要】

此段讲弦脉出现在各部脉上所表示的疾病。

【注释】

①疟：疟疾，病名。本病主要表现为周期性规律发作，全身发冷、发热、多汗，长期多次发作后，可引起贫血和脾大。

②痰饮：是指水液代谢障碍而引起的局部病理产物，又成为某些以痰多、苔腻、脉滑等为主症的疾病的致病因素。一般来说，黏稠者为痰，清稀者为饮。

③癥瘕：腹内肿块，或胀或痛的一种病证。癥者有形，固定不移，病在脏，属血分；瘕者无形，聚散无常，病在腑，属气分。

④疝：见"紧脉"注释。

【译文】

弦脉的主病有肝风内动、疼痛、疟疾、痰饮等。左寸脉弦，多见头痛、心痛。左关脉弦，可见痰饮、疟疾、癥瘕等证。左尺脉弦，属饮停下焦。右寸脉弦，可见胸痛、头痛。右关脉弦，可见胃寒胸膈疼痛。右尺脉弦，多见脚足挛缩疝气痛。

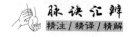

【解析】

弦之为义，如琴弦之挺直而略带长也。弦脉与长脉皆主春令，但弦为初春之象，阳中之阴，天气犹寒，故如琴弦之端直，而挺然稍带一分之紧急也。长为暮春之象，纯属于阳，绝无寒意，故如木干之迢直以长，纯是发生气象也。

胆为甲木，肝为乙木。自北而东，在肝为厥阴而阴尽，在胆为少阳而阳微。初春之象，动气尚少，升如一缕，有弦义焉。风属木而应春，弦是其本脉，生于风则象风，故脉自弦。弦寒敛束，气不舒畅，故又主痛疟之作也。邪正交争，或寒而热，热而寒，寒热往来，正邪出入，枢主于中。《素问·阴阳离合论》曰："少阳为枢"，故脉亦当弦。饮者，痰之类也。弦直而敛，无鼓荡之力，故饮留焉。头乃六阳所聚，阳虚不能张大，或致外邪所乘，安得不痛。疟疾寒热往来，常在少阳经，故曰"疟脉自弦"，又曰"无痰不成疟"。癥处于其地，则邪正不敌，小腹沉阴之位，受寒乃痛。肺家阳气衰微，更受阴寒，或右边头痛，或胸次作疼。木来乘土，胃寒不化，真火不足，无似温暖肝木，挛痫之自来也。

【原文】

兼脉　浮弦支饮①，沉弦悬饮②。弦数多热，弦迟多寒。阳弦头疼，阴弦腹痛。单弦饮癖③，双弦寒痼④。

【提要】

此段讲弦脉与其他脉象相兼所主病证的意义。

【注释】

①支饮：指饮邪停滞于胸膈部位的病证，以咳逆倚息不能平卧为主要症状。

②悬饮：指水饮停留于胁肋部位的病证，以咳唾胸胁引痛为主要症状。

③饮癖：癖，指潜匿于两胁之间的积块，平时寻摸不见，痛时才能摸到。饮癖，是癖的一种，症见口吐涎沫清水，胁腹有积块，食少，嗳酸等。

④寒痼：痼疾，积久难治之病。寒痼，寒邪积滞日久，腹痛泄泻，手足逆冷，寒气上冲之证。

【译文】

脉浮兼弦见于支饮病证，沉兼弦见于悬饮病证。脉弦而数多主热证，弦而迟多主寒证。弦大之脉主虚证，弦细之脉多见于手足拘挛强直，不得伸屈。阳邪为病出现弦脉，多有头痛；阴邪为病出现弦脉，多见腹痛。单手脉弦多见于饮癖之证，双手脉弦多因寒邪积滞日久。

【解析】

饮停在上不在胃，而支留于心胸；饮停在下不在胃，而悬留于腹胁。故一弦而浮，一弦而沉也。数则为热，弦而兼数者，病亦兼热。迟则为寒，弦而兼迟者，病亦兼寒。阳弦者，寸弦也。邪在三阳，三阳走头，故头疼。阴弦者，尺弦也。邪在三阴，三阴走腹，故腹痛。单弦则止为饮癖。若脉见双弦，已具纯阴之象，若不能食，为木来克土，必不可治。

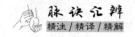

弦脉在八卦为震，在五行为木，在四时为春，在五脏为肝。《素问·玉机真脏论》曰："春脉，肝也，东方木也，万物之所以始生也。故其气来软弱，轻虚而滑，端直以长，故曰弦。反此者病。其气来而实强，此为太过，病在外；其气来不实而微，此为不及，病在中。太过则令人善怒，忽忽眩冒而巅疾；不及则令人胸胁痛引背，两胁胠满。"《素问·平人气象论》曰："平肝脉来，软弱招招，如揭长竿末梢，曰肝平。春以胃气为本。病肝脉来，盈实而滑，如循长竿，曰肝病。死肝脉来，急益劲，如新张弓弦，曰肝死。"戴同父云："弦而软，其病轻。弦而硬，其病重。"深契《黄帝内经》之旨。《素问·玉机真脏论》云："端直以长。"叔和云："如张弓弦。"巢氏云："按之不移，察察如按琴瑟弦。"戴同父云："从中直过，挺然指下。"诸家之论弦脉，可谓深切着明。而伪诀乃言"时时带数"，又言"脉紧状绳牵"，则是紧脉之象，安在其弦脉之义哉！弦亦谓其主痰。然以饮较痰尚未结聚，所以弦不似滑之累累替替之有物形也。

另，弦脉生于木气。木曰曲直，弦脉亦得木气之象，木能曲则柔，平直则不舒，太过不及皆为病脉。弦如琴弦，端直挺然，而稍带一分之紧急，气机不畅而失于条达也。诊弦之要，如候木气，如察生机，详辨曲、直、软、硬、柔、刚，而柔弱胜刚强，故柔和软弱为吉，刚硬为凶，重病弦脉而硬者，已失生机。又木有甲乙，少阳厥阴，少阳主气，厥阴主血，共为气血升降出入之枢机。弦之为脉，枢机不利，治以疏解为宜、和法为先。

十七、革脉（阳中之阴）

【原文】

体象 革大弦急，浮取即得；按之乃空，浑如鼓革[①]。

【提要】

此段讲革脉的性质及脉体形象特征。

【注释】

①鼓革：革，是经过加工的兽皮。鼓革，即鼓皮。

【译文】

革脉是脉大而弦，具有紧绷感，轻取即得，但用中等力量按之，则觉得很空虚，就像按在绷紧的鼓皮上。

【解析】

李中梓曰："革者，皮革之象也。表邪有余，而内则不足也。恰似鼓皮，外则绷急，内则空虚也。"说明革脉脉大、中空、外坚，如按鼓皮之状，且又有微弦之象。也就是说，革脉的脉象特点是，浮取即可感觉脉管的搏动，且搏指质感较硬，但用中等力量按之则有中空之感，恰似指压鼓皮，外急而内空。革脉的形成主要是由于精血亏虚，正气不固，气无所恋而

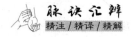

浮越于外，故脉位浮取即得。由于精血不足，不能外荣，脉管失去柔性，弹性降低，故按之有搏指之感；而精血亏虚，脉管不充，故中按之即感空虚。

【原文】

主病 革主表寒，亦属中虚。左寸革者，心血虚痛。革在左关，疝瘕①为祟。左尺得革，精空可必。右寸革者，金衰②气壅。革在右关，土虚③而疼。右尺得革，殒命④为忧。女人得之，半产⑤漏下⑥。

【提要】

此段讲革脉出现在各部脉上所表示的疾病。

【注释】

①疝瘕：病名。寒邪与脏气相搏，结聚少腹，冤热而痛，溲出血液者。《素问·玉机真脏论》："脾风勿治。脾传之肾，病名曰疝瘕，少腹冤热而痛，出白，一名曰蛊。"

②金衰：指肺虚，肺衰。

③土虚：即脾虚。

④殒命：死亡。

⑤半产：妊娠三个月以上流产的。

⑥漏下：出自《金匮要略·妇人妊娠病》。简称漏。指妇女经水停后，又续见下血，淋漓不断者。

【译文】

革脉既见于表寒证，又见于里寒证。左寸脉革，多属心血

不足引起的心痛。左关脉革，往往是症瘕一类的疾病作祟。左
尺脉革，必见肾精亏虚。右寸脉革，是肺气虚衰而气机不畅。
右关脉革，则属脾胃虚弱，脘腹疼痛。右尺脉革，一般是病情
危重之兆。女性见到，多为小产或漏下病。

【解析】

脉如皮革，表邪有余，而内则不足。惟表有寒邪，故弦急
之象先焉；惟中亏气血，故空虚之象显焉。男人诸病，多由精
血不足之故。女人半产漏下者，亦以血骤去，故脉则空也。

革者，皮革之象也。浮举之而弦急，非绷急之象乎？沉
按之而豁然，非中空之象乎？仲景曰："脉弦而大，弦则为减，
大则为芤；减则为寒，芤则为虚；虚寒相搏，此名为革。此节
正革脉之注脚也。革如皮革，急满指下。今云"脉弦而大"，
只此四字可以尽革脉之形状矣。"弦则为减"以下，又发明所
以为革之义也。叔和云："三部脉革，长病得之死，新病得之
生。"李时珍云："此芤、弦二脉相合，故为亡精失血之候。诸
家脉书皆以为即牢脉也。故或有革无牢，或有牢无革，混淆
莫辨。不知革浮牢沉，革虚牢实，形与证皆异也。《针灸甲乙
经》曰：'浑浑革革，至如涌泉，病进而色弊；绵绵其去如弦
绝者死。'谓脉来混浊革变，急如泉涌，出而不返也。"观其
曰"涌泉"，则浮取之不止于弦大，而且数、且搏、且滑矣。
曰"弦绝"，则重按之不止于豁然，而且绝无根蒂矣。故曰
"死"也。王贶以为溢脉者，因《针灸甲乙经》有"涌泉"之
语，而附会其说也。不知溢脉者，自寸而上贯于鱼际，直冲
而上，如水之沸而盈溢也，与革脉奚涉乎？丹溪曰："如按鼓

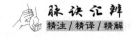

皮。”其于中空外急之义，最为切喻。伯仁以革为变革之义，误矣。若曰变革，是怪脉也，而革果怪脉乎？则变革之义何居耶？

另：革脉之含义，经历了一个历史发展过程。《素问·脉要精微论》云："浑浑革至如涌泉。"《伤寒论》则云："脉弦而大，弦则为减，大则为芤；减则为寒，芤则为虚；虚寒相搏，此名为革。"《脉经》则云："革脉，有似沉伏，实大而长，微弦。"故而《黄帝内经》之革脉，《伤寒论》之革脉，《脉经》之革脉，各有差异。而后世所云革脉"恰如鼓皮，外则绷急，内则空虚"的说法，与《伤寒论》之说贴近，多为外急内空。外急者，寒主收引，脉体紧绷；内虚者，精血不足，脉道不充。此仲景所谓"虚寒相搏"。

十八、牢脉（阴中之阳）

【原文】

体象　牢在沉分，大而弦实；浮中二候，了[1]不可得。

【提要】

此段讲牢脉的性质及脉体形象特征。

【注释】

①了：清楚，明了。

【译文】

牢脉在沉取的脉位才能触到，其脉体实大而弦长，而在浮取和中取时，明显触摸不到。

【解析】

李中梓曰："牢有二义，坚牢固实之义，又深居在内之义。故树木以根深为牢，盖深入于下者也。监狱以禁囚为牢，深藏于内者也。仲景曰：寒则牢固，又有坚固之义。沈氏曰：似沉似伏，牢之位也。实大弦长，牢之体也。"可见牢脉的特征为：一是脉位沉，二是弦长、大而有力。所以，牢脉的脉象特征为：沉、弦、大、实、长。临床上牢脉主要见于高血压与动脉硬化并存的患者。从现代病理研究看，动脉硬化时，脉管弹性降低，血管壁变硬；高血压时，外周血管阻力增大，紧张度增强，因而呈现出弦而有力、实强不移的脉象。

【原文】

主病　牢主坚积①，病在乎内。左寸牢者，伏梁②为病。牢在左关，肝家血积。左尺得牢，奔豚为患。右寸牢者，息贲③可定。牢在右关，阴寒痞癖④。右尺得牢，疝瘕痛甚。

【提要】

此段讲牢脉出现在各部脉上所表示的疾病。

【注释】

①坚积：为气滞血瘀所致的癥瘕积聚等实邪结聚体内。

②伏梁：是指因秽浊之邪结伏肠道，阻滞气血运行，秽浊与气血搏结日久而成。以腹痛、腹泻、右下腹包块为主要表现的积聚类疾病。

③息贲：古病名。症见胸胁胀满，呼吸气逆，因肺失肃降，肺气郁积所致。

④痞癖：痞，脘腹间气机阻塞不舒的一种症状。癖，指潜匿于两胁之间的积块，平时寻摸不见，痛时才可触到。

【译文】

牢脉的主病多为气滞血瘀等实邪结聚于体内所致的病变。左寸脉牢，一般是心下至脐部周围有包块的伏梁病。左关脉牢，属肝有瘀血积阻。左尺脉牢，是气从下腹上冲胸部，直达咽喉的奔豚病为患。右寸脉牢，多是胸胁胀满，呼吸气逆的息贲病。右关脉牢，是阴寒内盛所致的脘腹痞闷不舒，或两胁积块。右尺脉牢，一般是疝瘕所致的剧烈疼痛。

【解析】

牢脉所主之证，以其在沉分也，故悉属阴寒；以其形弦实也，故咸为坚积。积之成也，正气不足，而邪气深入牢固。心之积，名曰伏梁；肝之积，名曰肥气；肾之积，名曰奔豚；肺之积，名曰息贲；脾之积，名曰痞气。及一切按之应手者曰癥；假物成形者曰瘕；见于肌肉间者曰玄；结于隐癖者曰癖。经曰："积之始生，得寒乃生，厥乃成积。"故牢脉咸主之。若夫失血亡精之人，则内虚而当得革脉，乃为正象；若反得牢脉，是脉与证反，可以卜短期矣。

沈氏曰："似沉似伏，牢之位也。实大弦长，牢之体也。牢脉不可混于沉脉、伏脉，须细辨耳。沉脉如绵裹砂，内刚外柔，然不必兼大弦也。伏脉非推筋至骨，不见其形。在于牢脉，既实大，才重按之便满指有力，以此为别耳。"叔和云："似沉似伏。"犹不能作画一之论也。吴草庐曰："牢为寒实，革为虚寒，安可混乎？"伪诀云："寻之则无，按之则有。"但依稀仿佛，却不言实大弦长之形象，是沉脉而非牢脉矣。又曰："脉入皮肤辨息难。"更以牢为死亡之脉，其谬可胜数哉！

另，李中梓云："牢有两义，坚牢固实之义，又深居在内之义。"牢之为脉，沉弦而实大，深藏于内，轻取不应，沉取方得，得之有力，弦长而实。为里邪郁滞气机，或癥瘕积聚，或沉疴痼疾，或顽痰，或瘀血，或痈疽。验之现今临床，部分癌症患者可见牢脉，乃邪气为物，气血痰瘀成毒，痼结于内而成。

十九、濡脉（阴中之阴）

【原文】

体象　濡脉细软，见于浮分；举①之乃见，按之即空。

【提要】

此段讲濡脉的性质及脉体形象特征。

【注释】

①举：此指浮取。

【译文】

濡脉细且柔软，但细软之象仅见于浮候，浮取可得，稍微重按，便觉空虚，触摸不到。

【解析】

濡脉属于浮类、虚类脉，其特点是"浮而细软"，如同棉絮漂于水面，必须轻手细审，中沉二候则触摸不到。李中梓曰："濡之为名，即软之义也。必在浮候见其细软，若中候沉候，不可得见也。"概而言之，濡脉的脉象特点是位浮、形细、质软，临证必须细查。

【原文】

主病　濡主阴虚，髓竭精伤。左寸濡者，健忘惊悸。濡在左关，血不荣筋。左尺得濡，精血枯损。右寸濡者，膝①虚自汗②。濡在右关，脾虚湿侵。右尺得濡，火③败命倾。

【提要】

此段讲濡脉出现在各部脉上所表示的疾病。

【注释】

①膝：腠理。皮肤、肌肉、脏腑的纹理及皮肤、肌肉间隙交接处的组织，具有渗泄体液、流通气血、抵御外邪等功能。

②自汗：白天不因疲劳，或无明显诱因而时时汗出，动辄益甚的症状。

③火：指命门之火。

【译文】

濡脉的主病为阴虚及肾精不足、骨髓化源枯竭。左寸脉濡，可见健忘、心慌、心悸等。左关脉濡，属肝血虚，不能濡养筋脉。左尺脉濡，是精血枯竭之象。右寸脉濡，则属腠理空虚，卫外不固所导致的自汗。右关脉濡，属脾虚湿邪停滞。右尺脉濡，是命门之火衰败，生命将危之象。

【解析】

浮主气分，浮取之而可得，气犹未败；沉主血分，沉按之而如无，此精血衰败。在久病老年之人，尚未至于必绝，为其脉与证合也；若平人及少壮及暴病见之，名为无根之脉，去死不远。叔和言"轻手相得，按之无有"。伪诀反言"按之似有举之无。"悖戾一至于此耶！且按之则似有，举之则还无，是弱脉而非濡脉矣。濡脉之浮软，与虚脉相类，但虚脉形大而濡脉形小也。濡脉之细小，与弱脉相类，但弱在沉分而濡在浮分也。濡脉之无根，与散脉相类。但散脉从浮大而渐至于沉，濡脉从浮小而渐至于不见也。从大而至沉者全凶，从小而至无者为吉凶相半也。又主四体骨蒸，盖因肾气衰绝，水不胜火耳。

另，濡脉者，浮而细软，按之即无，脉无根也。孙思邈《千金翼方》云："按之无有，举之有余，或帛衣在水中，轻手与肌肉相得而软，名曰濡。"滑寿《诊家枢要》云："濡，无力也。虚软无力，应指散细，如棉絮之浮水中，轻手乍来，重手即去。"濡脉主气血两伤、精亏阴损，又主湿淫伤气，在尺则水火无根。《濒湖脉学》云："濡为亡血阴虚病，髓海丹田暗已

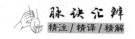

亏。汗雨夜来蒸入骨，血山崩倒湿侵脾。寸濡阳微自汗多，关中其奈气虚何。尺伤精血虚寒甚，温补真阴可起疴。"

二十、弱脉（阴）

【原文】

体象　弱脉细小，见于沉分；举之则无，按之乃得。

【提要】

此段讲弱脉的性质及脉体形象特征。

【译文】

弱脉极其细小软弱，脉位又极深、极沉，以轻指力触摸不到，须以重指力按之才能感觉到其存在。

【解析】

弱脉与细脉都是脉体狭小，但两者尚有较大差异。细脉虽形体细但应指比较明显，且浮、中、沉三取皆可得；而弱脉不仅脉体细小，且脉位沉而脉力弱，是沉细无力综合的脉象。弱脉与濡脉均有无力的特征，但弱脉是浮取、中取均不得，沉取乃得；而濡脉为浮取细审乃得，中沉二候则触摸不到，临证当细辨之。弱脉的形成多由阳气、阴血俱虚所致。阴血亏损，不能充盈脉道，故脉形细小；阳气虚衰，无力推动血行，则脉位深沉，脉力软弱。

【原文】

主病　弱为阳陷，真气①衰弱。左寸弱者，惊悸健忘。弱在左关，木②枯挛急③。左尺得弱，涸④流可征。右寸弱者，自汗短气。弱在右关，水谷之疴⑤。右尺得弱，阳陷可验。

【提要】

此段讲弱脉出现在各部脉上所表示的疾病。

【注释】

①真气：指元气，是肾中精气化生。

②木：此木指肝。

③挛急：痉挛拘急。

④涸：水干。

⑤疴：病。

【译文】

弱脉的主病以阳气虚衰，真气衰弱为主。左寸脉弱，属心气不足，可见心慌，惊悸，健忘。左关脉弱，是肝血枯竭，不能濡养筋脉。左尺脉弱，是肾阴干涸之征。右寸脉弱，属肺气虚损，可见自汗出且气短乏力。右关脉弱，是脾胃虚寒，可见饮食水谷不化。右尺脉弱，是肾阳衰微之象。

【解析】

夫浮以候阳，阳主气分，浮取之而如无，则阳气衰微，确然可据。夫阳气者，所以卫外而为固者也，亦以营运三焦、熟腐五谷者也。柳氏曰："气虚则脉弱。寸弱阳虚，尺弱阴虚，关弱胃虚。弱脉呈形，而阴霾已极，自非见睨，而阳何以复耶？"《素问·玉机真脏论》曰："脉弱以滑，是有胃气。脉弱以涩，是为久病。"愚谓弱堪重按，阴犹未绝；若兼涩象，则气血交败，生理灭绝矣。仲景云："阳陷入阴，当恶寒发热。久病及衰年见之，犹可维援；新病及少壮得之，不死安待！"

《脉经》曰："弱脉极软而沉细，按之乃得，举手无有。"何其彰明详尽也。伪诀谓"轻手而得"，明与叔和相戾，且是濡脉之形，而非弱脉之象。因知伪诀误以濡脉为弱，弱脉为濡，其鲁莽特甚。即黎氏浮沤之譬，亦踵高阳之弊，不可不详加考据也。

另，弱脉沉小而细软，轻取不应，重取乃得，脉不能鼓动，阳气弱也。《诊宗三昧》云："弱为阳气衰微之候。"《濒湖脉学》云："寸弱阳虚，尺弱阴虚，关弱胃虚。阳为上，阴为下，所云阳虚即上虚，阴虚即下虚，此乃指部位而言，并非特指阳气阴精之虚也。

二十一、散脉（阴）

【原文】

体象　散脉浮乱，有表无里[①]；中候渐空，按则绝矣。

【提要】

此段讲散脉的性质及脉体形象特征。

【注释】

①有表无里：表指浮部，里指沉部。轻取觉虚大，叫"有表"；重按涣散，甚至触摸不到，叫"里无"。

【译文】

散脉浮而散乱，轻取感觉虚大，重按触摸不到；中取则渐渐感到空虚，重按则有欲绝之象。

【解析】

李中梓曰："散有二义，自有渐无之象，亦散乱不整之象也。当浮候之，俨然大而成其为脉也；及中候之，顿感无力而减其十之七八矣；至沉候之，杳然不可得而见也。渐重渐无，渐轻渐有。"可见散脉的脉象特点是：轻取即有，浮大无力；稍用力中取，则渐感空虚，甚至杳然无踪；重按之则欲绝，属无根之脉。

李中梓尚引述柳氏对散脉的描述说："无统纪，无拘束，至数不齐，或来多去少，或去多来少，涣散不收，如杨花散漫之象。"且总结说："其言至数不齐，多少不一，则散乱而不整齐严肃之象也。"说明散脉还有一个特点，即脉搏来去不清晰，或伴有节律不齐或脉力不匀，故曰"散似杨花无定踪"。

【原文】

主病　散为本伤，见则危殆。左寸散者，怔忡①不卧。散在左关，当有溢饮②。左尺得散，北方③水竭。右寸散者，自汗淋漓。散在右关，胀满蛊坏④。右尺得散，阳消命绝。

【提要】

此段讲散脉出现在各部脉上所表示的疾病。

【注释】

①怔忡：以阵发性或持续发作为特点，病人自觉心中剧烈跳动的一种急性病证。

②溢饮：指饮邪停留于体表肌肤之间，以肢体浮肿、疼痛为主要症状。

③北方：此指肾。

④蛊坏：惑乱败坏。

【译文】

散脉是人体根本大伤的表现。左寸脉散，属心气不足，多见心悸心慌，失眠不寐。左关脉散，可见溢饮等饮邪停留于体表，肢体浮肿的征象。左尺脉散，属肾水耗竭。右寸脉散，可见肺气虚引起的自汗淋漓等症。右关脉散，多见于腹部胀满。右尺脉散，是阳气耗散生命将绝之征。

【解析】

渐重渐无，渐轻渐有，明乎此八字，而散字之象恍然矣。故叔和云："散脉大而散，有表无里。"字字斟酌。崔氏云："涣漫不收。"盖涣漫即浮大之义，而不收即无根之义；虽得其大意，而未能言之凿凿也。柳氏云："无统纪，无拘束，至数不齐，或来多去少，或去多来少，涣散不收，如杨花散漫之象。"夫杨花散漫，即轻飘而无根之说也。其言至数不齐，多少不一，则散乱而不能整齐严肃之象也。此又补叔和未备之旨，深得散脉之神者也。戴同父云："心脉浮大而散，肺脉短涩而散，皆平脉也。心脉软散为怔忡，肺脉软散为汗出，肝脉软散为溢饮，脾脉软散为胻肿，皆病脉也。肾脉软散，诸病脉代散，皆死脉也。"古人以代散为必死者，盖散为肾败之征，代为脾绝之征也。肾脉本沉，而散脉按之不可得见，是先天资始之根本绝也。脾脉主信，而代脉歇至不愆其期，是后天资生之根本绝也。故二脉独见，均为危殆之候；而二脉交见，尤为必死之符。

另，散脉者，浮而无根，脉之散也。轻取则浮大而散乱；中取则弱减如飞花逐蝶散漫而去，如杨花散漫，如落叶漫飞；重取则杳然不见踪迹。滑寿《诊家枢要》云："散为气血耗散，脏腑气绝，在病脉主虚阳不敛，又主心气不足。"散脉乃元气浮散于外，先天之本绝，亦无根也，亟当固气。

二十二、细脉（阴）

【原文】

体象 细直而软，累累①萦萦②；状如丝线，较显于微。

【提要】

此段讲细脉的性质及脉体形象特征。

【注释】

①累累：通"羸羸"，瘦瘠疲惫的样子。

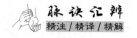

②萦萦：萦（yíng），缠绕。萦萦，形容细脉细长不断的样子。

【译文】

细脉的形象是脉道狭小，细直而软，好像非常瘦瘠疲惫的样子，但延绵不绝，指下感觉如按一根丝线，比微脉稍感明显一些。

【解析】

细脉是脉体狭小，脉管收缩成为细线的形象。李中梓在细脉下的按语中对细脉与微脉进行了进一步的对比，指出细脉具有明显易见的特点。他说："细之为义，小也，细也，状如丝也。微脉则模糊而难见，细脉则显明而易见，故细比微稍稍大也。"由于血液、津液的亏损，不足以充实脉管，或心阳虚衰，不足以推动血行以充实脉道，均可使血管处于收缩状态，而显出脉管细如丝线的形象。

【原文】

主病　细主气衰，诸虚①劳损。左寸细者，怔忡不寐②。细在左关，肝血枯竭。左尺得细，泄痢遗精。右寸细者，呕吐气怯③。细在右关，胃虚胀满。右尺得细，下元④冷惫。

【提要】

此段讲细脉出现在各部脉上所表示的疾病。

【注释】

①诸虚：各类虚证。

②不寐：即失眠。

③气怯：病证名。指胆气虚怯出现惊慌诸症，如气短、心烦、失眠、惊悸不安、口苦、恶心等。

④下元：指下焦元阳。

【译文】

细脉主气衰及各种虚证劳损。左寸脉细，可见心慌、心悸、失眠、不寐。左关脉细，属肝阴枯竭之象。左尺脉细，多见泄泻、痢疾或遗精。右寸脉细，常见呕吐气亏。右关脉细，多见于胃虚而胀满不适。右尺脉细，属下焦元阳不足，虚寒内盛之象。

【解析】

细脉、微脉俱为阳气衰残之候。夫气主煦之，非行温补，何以复其散失之元乎？常见虚损之人，脉已细而身常热，医者不究其元，而以凉剂投之，何异于恶醉而强酒？遂使真阳散败，饮食不进，上呕下泄，是速之使毙耳。《素问·阴阳别论》云："壮火食气，少火生气。"人非少火，无以营运三焦，熟腐五谷。未彻乎此者，安足以操司命之权哉！然虚劳之脉，细数不可并见，并见者必死。细则气衰，数则血败，气血交穷，短期将至。叔和云："细为血少，亦主气衰。有此证则顺，无此证则逆。"故吐利失血，得沉细者生。忧劳过度之人，脉亦多细，为自戕其气血也。春夏之令，少壮之人，俱忌细脉。谓其不与时合，不与形合。秋冬之际，老弱之人，不在禁忌之例。

丝之质最柔，丝之形最细，故以形容细脉。王启玄曰："状如莠蓬。"正于柔细之态，善摩巧拟，恍在目前。伪诀失其

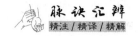

柔软之意，而但云极细则可移于微脉，而岂能独标细脉之体象乎！微、细二脉，或有单指阳衰，或有单指阴竭，或有兼阴阳而主病，则非画一之论矣。大都浮而细者属之阳分，则见自汗、气急等证；沉而细者属之阴分，则见下血、血痢等证。

另，微、细二脉有程度之差别。微脉依稀，若有若无，细微欲绝，生机大衰；细脉萦萦，犹如丝线，虽细不绝，尚有生机。《濒湖脉学》所谓："细来累累细如丝，应指沉沉无绝期。"细脉多主于虚，气血不足，脉道不盈。亦有因邪，其困阻而气化衰弱，气机不利，不能鼓动脉道者。

二十三、伏脉（阴）

【原文】

体象 伏为隐伏，更下于沉；推筋着骨，始得其形。

【提要】

此段讲伏脉的性质及脉体形象特征。

【译文】

伏脉极为隐伏，比沉脉更深，必须重取推筋着骨，才能触到其脉形。

【解析】

李中梓曰："伏之为义，隐伏而不见之谓也。浮、中二候，绝无影响，虽至沉候，亦不可见，必推筋至骨，方始得见耳。"影响，在此为反响之意。伏脉的脉象特点是脉管的搏动部位比沉脉更深，隐伏于筋下，附着于骨上，浮取和中取均不应，须重按至骨上，并以适宜的压力，细心触摸才能扪及脉搏跳动，甚至有时会伏而不见。

【原文】

主病　伏脉为阴，受病入深。左寸伏者，血郁之愆①。伏在左关，肝血在腹。左尺得伏，疝瘕可验。右寸伏者，气郁之殃。伏在右关，寒凝水谷。右尺得伏，少火②消亡。

【提要】

此段讲伏脉出现在各部脉上所表示的疾病。

【注释】

①愆：原因，罪过。

②少火：是一种正常的、具有生气的火。在正常的情况下，有温煦脏腑经络等作用。

【译文】

伏脉一般见于阴证，是病邪深入的征象。左寸脉伏，属血瘀引起的病证。左关脉伏，是肝之阴血瘀积在腹。左尺脉伏，往往是疝瘕一类疾病。右寸脉伏，属气机郁滞之证。右关脉伏，属寒邪凝滞中焦导致的水谷不化。右尺脉伏，预示人体正常阳气即将消亡。

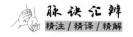

【解析】

其主病多在沉阴之分，隐深之地，非轻浅之剂所能破其藩垣也。诸证莫非气血结滞，惟右关、右尺责其无火。盖火性炎上，推筋至骨而形始见，积衰可知。更须以有力无力细为分辨，则伏中之虚实燎然矣。

《伤寒论》中以一手脉伏为单伏，两手脉伏曰双伏，不可以阳证见阴脉为例也。火邪内郁，不得发越，乃阳极似阴。故脉伏者，必有大汗而解，正如久旱将雨，必先六合阴晦一回，雨后庶物咸苏也。又有阴证伤寒，先有伏阴在内，而外复感冒寒邪，阴气壮盛，阳气衰微，四肢厥逆，六脉沉伏，须投姜、附及灸关元，阳乃复回，脉乃复出也。若太溪、冲阳皆无脉者，则必死无疑。刘玄宾云："伏脉不可发汗。"为其非表脉也，亦为其将自有汗也。乃伪诀云："徐徐发汗。"而洁古欲以附子细辛麻黄汤发之，皆非伏脉所宜也。伪诀论形象则妄曰"寻之似有，定息全无"，是于中候见形矣，于伏之名义何居乎？

另，伏者，伏藏于内也，故推筋至骨方而得见。伏之为脉，多因气机闭郁，或阴寒闭厥，或火邪闭塞，或痰气宿食闭阻，或霍乱阳气内闭，或疝瘕癥积，邪伏幽深，终致气机壅塞，脉遂隐而不出，伏藏于内。治当宣通气机、祛邪开闭，气机流畅，脉方得出。亦有真火不足而脉伏者，其脉必伏而细微，多见脾肾两部，正气衰微，生机难复。滑寿《诊家枢要》论曰："伏为阴阳潜伏，关格闭塞之候，为精聚，为瘕疝，为食不消，为霍乱，为水气，为荣卫气闭而厥逆。关前得之为阳伏，关后得之为阴伏。左寸伏，心气不足神不守，常沉忧抑郁；关伏血冷腰脚痛，及胁下有寒气；尺伏肾寒精虚，疝瘕寒痛。右寸伏胸中气滞，寒痰冷积；关伏中脘积块作痛，及脾有停滞；尺伏脐下冷痛，下焦虚寒，腹中痼冷。"

二十四、动脉（阳）

【原文】

体象　动无头尾，其形如豆，厥厥[①]动摇，必兼滑数。

【提要】

此段讲动脉的性质及脉体形象特征。

【注释】

①厥厥：形容脉搏一蹶一蹶地跳动，短而坚紧的样子。

【译文】

动脉的脉体短小如豆，无头无尾，一蹶一蹶地跳动，动摇不停，带有滑数的特点。

【解析】

《伤寒论》曰："若动脉见于关上，上下无头无尾，厥厥动摇者，名曰动也。"李中梓曰："动之为义，以厥厥动摇，急数有力得名也。两头俯下，极与短脉相类；但短脉为阴，不数不硬不滑也。"可见，动脉具有短、数、滑的特征，寸、关、尺

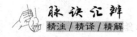

三部皆可见到，但由于关部脉管较寸尺略高、略粗，所以动脉在关部明显且多见。

【原文】

主病　动脉主痛，亦主于惊。左寸动者，惊悸可断。动在左关，惊及拘挛。左尺得动，亡精失血。右寸动者，自汗无疑。动在右关，心脾疼痛。右尺得动，龙火^①奋迅。

【提要】

此段讲动脉出现在各部脉上所表示的疾病。

【注释】

①龙火：即相火。

【译文】

动脉主要是主疼痛与突受惊悸。左寸脉动，则心悸易惊。左关脉动，则可见心跳心慌，手足屈伸不利。左尺脉动，属肾经耗伤失血。右寸脉动，必有自汗表现。右关脉动，可见心脾疼痛。右尺脉动，是相火妄动之象。

【解析】

阴阳不和，气搏击则痛，气撺进则惊。动居左寸，心主受侮，惊悸至矣。肝胆同居，肝主筋而胆主镇定，动则皆病。人之根蒂在尺，动则阳不能卫，阴不能守，亡精失血，可立而待。肺家主气。动则外卫不密，汗因之泄。阴阳相搏，心脾不安，动乃痛作。右尺真阳潜伏之所，而亦见动象，则阳气不得蛰藏，必有非时奋迅之患。

关前为阳，关后为阴。故仲景云："阳动则汗出。"分明指左寸之心，汗为心之液；右寸之肺，肺主皮毛而司腠理，故汗出也。又曰："阴动则发热。"分明指左尺见动，为肾水不足；右尺见动，谓相火虚炎，故发热也。因是而知，旧说言动脉只见于关上者，非也。且《素问·平人气象论》曰："妇人手少阴心脉动甚者，为妊子也。"然则手少阴明隶于左寸矣，而谓独见于关可乎？成无己曰："阴阳相搏而虚者动。故阳虚则阳动，阴虚则阴动。以关前为阳主汗出，关后为阴主发热。"岂不精妥。而庞安常强为之说云："关前三分为阳，关后二分为阴，正当关位半阴半阳，故动随虚见。"是亦泥动脉只见于关之说也。伪诀云："寻之似有，举之还无。"是弱脉而非动脉矣。又曰："不离其处，不往不来，三关沉沉。"含糊谬妄无一字与动脉合义矣。詹氏曰："如钩如毛。"则混于浮大之脉，尤堪捧腹。王宇泰曰："阳生阴降，二者交通，上下往来于尺寸之内，方且冲和安静，焉睹所谓动者哉！惟夫阳欲降而阴逆之，阴欲升而阳逆之，两者相搏，不得上下，击鼓之势，陇然高起，而动脉之形着矣。"此言不啻与动脉写照。

另，《伤寒论》云："若数脉见于关上，上下无头无尾，如豆大，厥厥动摇者，名曰动也。"许多医家拘泥于此，认为动脉仅见于关部，而李氏认为寸关尺三部皆可见动脉，从临床实际来看，实应如此。动者其形如豆，局限一部，滑数摇摇，是气机郁滞某部，甚则气郁化火者。或因此失血亡精汗出。或有瘀血痰饮癥积，气机困守一处，可凭脉判断在何处何部。亦有因惊恐，或因疼痛，阴阳逆乱，升降失常，气机紧缩而见动

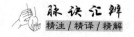

摇者。

二十五、促脉（阳）

【原文】

体象　促为急促，数时一止；如趋①而蹶②，进③则必死。

【提要】

此段讲促脉的性质及脉体形象特征。

【注释】

①趋：快走，此言脉行急促。

②蹶：跌倒。

③进：发展、加重之义。

【译文】

促脉脉来急促，在急数之中时有不规则的一停，如同快步行走中有时突然跌倒，如果止数渐增，则病情加重，预后不好。

【解析】

《伤寒论·辨脉法》曰："来数，时一止复来者，名曰促脉。"指出促脉脉象具有搏动快、无规则歇止、自行复来三个特点。何梦瑶《医碥》曰："数时一止，复来者曰促，如人之疾行而蹶也。"说明促脉是脉来疾数而兼有歇止的脉象，即脉率在 90～160 次 / 分，脉搏同时出现间歇的脉象。李中梓曰："如止数渐稀，则为病瘥；止数渐增，则为病剧。"是说如果止数渐渐减少，则病情就慢慢痊愈；止数逐渐增多，则病情加重，预后不良。

【原文】

主病　促因火亢，亦因物①停。左寸促者，心火炎炎。促在左关，血滞为殃。左尺得促，遗滑②堪忧。右寸促者，肺鸣咯咯③。促在右关，脾宫④食滞。右尺得促，灼热为定。

【提要】

此段讲促脉出现在各部脉上所表示的疾病。

【注释】

①物：指病理产物，如痰饮、瘀血、食积等。

②遗滑：遗精或滑精。

③咯咯：象声词，与前述"炎炎"相对应。

④脾宫：指脾胃。

【译文】

促脉的形成主要是由火热亢盛所致，也可由邪气内阻引起。左寸脉促，则为心火上炎之象。左关脉促，是瘀血阻滞为患。左尺脉促，可见遗精或滑精等证。右寸脉促，可见肺气上逆的喘促。右关脉促，是脾胃饮食积滞所致。右尺脉促，则为虚火内灼之象。

【解析】

按：人身之气血贯注于经脉之间者，刻刻流行，绵绵不息，凡一昼夜当五十营，不应数者，名曰狂生。其应于脉之至数者，如鼓应桴，罔或有忒也。脏气乖违，则稽留凝泣，阻其营运之机，因而歇止者，其止为轻；若真元衰惫，则阳弛阴涸，失其揆度之常，因而歇止者，其止为重。然促脉之故，得于脏气乖违者十之六七，得于真元衰惫者十之二三。或因气滞，或因血凝，或因痰停，或因食壅，或外因六气，或内因七情，皆能阻遏其营运之机，故虽当往来急数之时，忽见一止耳。如止数渐稀，则为病瘥；止数渐增，则为病剧。所见诸症，不出血凝气滞，更当与他脉相参耳。促脉随病呈形，伪诀但言"并居寸口"，已非促脉之义；且不言时止，犹为聩聩矣。

另，《伤寒论》云："脉来去数，时一止复来者，名曰促。"此数中一止有两因。一为脉因壅遏止住，气血痰火食郁诸邪阻结；一为元气虚极，数中应至不至，时一至复来。

二十六、结脉（阴）

【原文】

体象 结为凝结，缓时一止；徐行而怠①，颇得其旨。

【提要】

此段讲结脉的性质及脉体形象特征。

【注释】

①怠：懒惰松懈的样子。

【译文】

结脉的形成是因脉气凝聚结滞，故结脉脉来迟缓，在缓慢之中时有不规则的一停，而脉来徐缓松懈，是结脉的本质所在。

【解析】

《伤寒论·辨脉法·平脉篇》曰："脉来缓，时一止复来者，名曰结脉。"说明结脉脉象与促脉相比，同样具有无规则歇止、自行复来的特点，但区别是搏动缓慢。结脉是脉律失常中最为常见的一种脉象，是由心脏跳动节律不齐而致脉搏发生的不规则歇止，即在一次完整的脉搏之后，脉搏停搏，或提前发生一次小的搏动，而后出现一个完整或不完整的代偿间歇期，尔后复动，如《诊脉三昧》云："结为指下迟缓中有歇止，少候复来。"

【原文】

主病　结属阴寒，亦由凝积①。左寸结者，心寒疼痛。结在左关，疝瘕必现。左尺得结，痿躄②之疴。右寸结者，肺虚气寒。结在右关，痰滞食停。右尺得结，阴寒为楚③。

【提要】

此段讲结脉出现在各部脉上所表示的疾病。

【注释】

①凝积：凝结积滞。

②痿躄：即痿证，是肢体痿废不用的一类病证。

③楚：痛苦。

【译文】

结脉的形成主要是由于阴寒内盛，或由痰、食、湿、瘀等邪气凝结积滞所致。左寸脉结，属寒阻心脉，心阳被遏所致的心胸疼痛。左关脉结，必见疝瘕类疾病。左尺脉结，可见肢体痿废不用。右寸脉结，属肺之阳气不足，阴寒凝结不通之证。右关脉结，可见痰饮凝滞或宿食内停。右尺脉结，属阴寒内盛之象。

【解析】

热则流行，寒则停凝，理势然也。夫阴寒之中，且夹凝结，喻如隆冬天气严肃，流水冰坚也。少火衰弱，中气虚寒，失其乾健之运，则血气痰食，互相纠缠，浮结者外有痛积，伏结者内有积聚。故知结而有力者，方为积聚；而无力者，是真气衰弱，违其运化之常，唯一味温补为正治。秦越人云："结甚则积甚，结微则气微。"是知又当以止歇之多寡，而断病之轻重也。

营运之机缄不利，则脉应之而成结。仲景云："累累如循长竿，曰阴结。蔼蔼如车盖，曰阳结。"叔和云："如麻子动摇，旋引旋收，聚散不常为结。"则结之体状，有非浅人所领会也。夫是三者，虽同名为结，而义实有别。浮分得之为阳结，沉分得之为阴结。止数频多，三五不调，为不治之症。由斯测之，结之主症，未可以一端尽也。伪诀云："或来或去，聚而却还。"律以缓时一止之义，全无相涉。岂欲仿佛叔和旋引旋收之状，而词不达意乎？此着述之所以不可易易也。

另，结而不散，迟滞中时一止复来，为脉之结。此缓中一止有邪结，有郁结，有正气不足、脉来不续之结。前者为阳，后者为阴。有力为阳，无力为阴。甚者为阳，微者为阴。

二十七、代脉（阴）

【原文】

体象　代为禅代^①，止有常数；不能自还，良久复动。

【提要】

此段讲代脉的性质及脉体形象特征。

【注释】

①禅代：交替。

【译文】

代脉为脉气不能衔接而出现有规律的歇止，歇止时间较

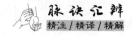

长。主脏气衰微，元气不足。

【解析】

李中梓曰："代者，禅代之意也。如四时之禅代，不愆其期也。结、促之止，止无常数；代脉之止，止有常数。"说明代脉的歇止是有规律的，如同四时的交替一般。归纳代脉的形象特征，是脉来迟缓，脉力较弱，呈现有规律的歇止，间隔时间较长，包含了节律、形态、脉力等方面的参差不匀。西医学认为，代脉是心脏节律不齐的表现。脉搏节律呈现成比例的歇止或弱小搏动，可呈二联率（一跳一歇或一强一弱），或三联率（二跳一歇或二强一弱），以及五联律等。正如张景岳所描述的："忽见软弱，乍数乍疏，乃脉形之代；其断而复起，乃至数之代，两者皆称为代。"代脉的指诊特征是：脉搏出现有固定节律的歇止。歇止可呈现各种比例，有 2：1、3：1 或 5：1 等。歇止有三种形态：①脉搏强弱交替出现，弱点一次搏动距前面的一次强搏动脉搏的时限较短，而距其后面的一次强搏动脉搏的时限较长，表现为一较长的歇止；②在常态脉搏之后有一次长歇止，而后复动；③一次搏动一次歇止。

【原文】

主病　代主脏衰，危恶之候。脾土败坏，吐利①为咎。中寒不食，腹疼难救。

【提要】

此段讲代脉的主病。

【注释】

①吐利：吐，呕吐；利，下利，指腹泻。

【译文】

代脉的主病往往是脏气衰微，危重险恶的证候。代脉多是脾气衰竭的表现，常见呕吐腹泻之象，如脘腹中寒不欲食，兼见腹痛，则多为病危。

【解析】

止有定期者，盖脾主信也。故《黄帝内经》以代脉一见，为脏气衰微，脾气脱绝之诊。代脉之义，自各不同。如《素问·宣明五气》曰："脾脉代。"《灵枢·邪气脏腑病形》曰："黄者其脉代。"皆言脏气之常候，非谓代为止也。《素问·平人气象论》曰"长夏胃微软弱曰平，但代无胃曰死"者，盖言无胃气而死，亦非以代为止也。若脾旺四季，而随时更代者，乃气候之代，即《素问·宣明五气》等篇所云者是也。若脉平匀，而忽强忽弱者，乃形体之代，即《素问·宣明五气》等篇所云者是也。脉无定候，更变不常，则均为之代，须因变察情。如云五十动而不一代者，是乃至数之代。大抵脉来一息五至，则肺、心、脾、肝、肾五脏之气皆足，故五十动而不一止，合大衍之数，谓之平脉。反此则止乃见焉。肾气不能至，则四十动一止；肝气不能至，则三十动一止；脾气不能至，则二十动一止；心气不能至，则十动一止；肺气不能至，则四五动一止。至当自远而近，以次而短，则由肾及肝，由肝及脾，由脾及心，由心及肺。故凡病将死者，必气促以喘，仅呼于胸中数寸之间。此时真阴绝于下，孤阳浮于上，气短已极，医者犹欲平之散之，未有不随扑而灭者。戴同父云："三部九候，候必满五十动。出自《难经》。而伪诀《五脏歌》中，皆以四十五动准，乖于经旨。"又云："四十一止一脏绝，却后四年多命没。"荒疵尤甚。夫人岂有一脏既绝，尚活四年。叔和亦曰："脉来四十动而一止者，一脏无气，却后四岁春草生而死。"未知《灵枢·根结》篇但言动止之数，以诊五脏无气之候，何尝凿言死期耶？滑伯仁曰："无病而羸瘦、脉代者，危候也。有病而气血乍损，只为病脉。"此伯仁为暴病者言也。若久病而得代脉，冀其回春，万不得一矣。

伤寒心悸，有中气虚者，停饮者，汗下后者。中气虚则阳陷，阳受气于胸中，阳气陷则不能上充于胸中，故悸。停饮者，饮水多而停于心下也。水停心下，水气上凌，心不自安，故悸。汗后则里虚矣，况汗乃心液，心液耗则心虚，心虚故悸。诸悸者，未必皆脉代；若脉代者，正指汗后之悸，以汗为心液，脉为心之合耳。女胎十月而产，腑脏各输真气资以培养。若至期当养之经虚实不调，则胎孕为之不安，甚则下血而堕矣。当三月之时，心包络养胎。《灵枢·经脉》云："心包主脉。"若分气及胎，脉必虚代。在《灵枢·五脏生成》云："心合脉。"盖心与心包，虽分二经，原属一脏故耳。代脉主病，但标脾脏虚衰，而不及他症，故附列焉。

另，古之医家大多认为代脉乃一脏无气，他脏代至，为脏气衰败、危亡之兆。《脉诀》云："代者阴也，主形容羸瘦，口不能言。代脉时时动若浮，再而复起似还无，三元正气随

144

风去，魂魄冥冥何所拘。"齐德之《外科精义》云："代者气衰也，诸病见之不详。"但若暴病、气血乍损，或风家、痛家而见代脉者，则非脏气衰败之代。又有妊娠，气血养胎，母体不足而见代脉者，亦非衰败之代。李梴《医学入门》曰："代脉必死脏气绝，本人见此大不祥。惟有风家并痛极，三月妊孕却无妨。又有暴伤气血者，古人立有炙甘汤。"徐春甫《古今医统》曰："代为气衰，其死可卜。宜于风家、痛家、妊妇。"

二十八、疾脉（阳）

【原文】

体象　疾为疾急，数之至极；七至八至，脉流薄疾①。

【提要】

此段讲疾脉的性质及脉体形象特征。

【注释】

①薄疾：薄，即搏；疾，极其快速。

【译文】

疾脉的脉象躁急迅速，脉搏搏动速度快到了极点，可达到一呼一吸七到八至，脉流异常急速。

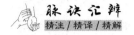
【解析】

李中梓曰："六至以上，脉有两称，或名曰疾，或名曰极，总是急速之形，数之甚者也。"《崔氏脉诀》载："七疾八极，九至为脱。"意即七至为疾脉，八至为极脉，九至为脱脉。一般将一息七、八、九至的脉率均归为疾脉，也就是说，疾脉的脉率快于数脉，在 140～180 次 / 分。

【原文】

主病　疾为阳极，阴气欲竭。脉号离经，虚魂将绝。渐进渐疾，旦夕殒灭。毋论寸尺，短期已决。

【提要】

此段讲疾脉的主病。

【译文】

疾脉的产生往往是由于阳热亢极，或阴气欲竭，虚阳上越。脉搏的跳动似乎将要脱离经脉，显示精气极虚，生命将绝。若越来越快的话，则预示旦夕损命，无论此脉象出现在寸、关、尺哪部脉上，均预示短期内生命将绝。

【解析】

阴阳相等，脉至停均。若脉来过数而至于疾，有阳无阴，其何以生！是惟伤寒热极，方见此脉，非他疾所恒有也。若痨瘵虚惫之人，抑或见之，则阴髓下竭，阳光上亢，可与之决短期矣。阴阳易病者，脉常七八至，号为离经，是已登鬼录者也。至夫孕妇将产，亦得离经之脉，此又非以七八至得名。如昨浮今沉，昨大今小，昨迟今数，昨滑今涩，但离于平素经常之脉，即名为离经矣。心肺诸证，总之真阴消竭之兆。譬如繁弦急管，乐作将终；烈焰腾空，薪传欲尽。夫一息四至，则一昼一夜约一万三千五百息，通计之当五十周于身，而脉行八百一十丈，此人身经脉流行之常度也。若一息八至，则一日一夜周于身者，当一百营，而脉遂行一千六百余丈矣，必至喘促声嘶，仅呼吸于胸中数寸之间，而不能达于根蒂，真阴极于下，孤阳亢于上，而气之短已极矣。夫人之生死由于气，气之聚散由乎血，凡残喘之尚延者，只凭此一线之气未绝耳。一息八至之候，则气已欲脱，而犹冀以草木生之，何怪其不相及也。

另，脉一息六至为数，一息七八至为疾，又称极脉。若孕妇无病见此脉者，为临产脉象，不作病脉。而其主病则分两端，一阴一阳。一者，阳气极盛、阴气欲绝。滑寿《诊家枢要》曰："疾，盛也。快于数而疾，呼吸之间脉七至，热极之脉也。在阳犹可，在阴为逆。"李中梓《诊家正眼》曰："左寸居疾，弗戢自焚。右寸居疾，金被火乘。左关疾也，肝阴已绝。右关疾也，脾阴消竭。左尺疾兮，涸辙难濡。右尺疾兮，赫曦过极。"二者，真阳大衰，元气上越，阳光浮露于外，而见极脉者，是阴极似阳，当回阳纳气，亟拯欲绝之阳气。郑钦安《医法圆通·辨脉切要》云："若内伤已久，元气将脱之候，脉象有极洪、极长、极实、极数、极劲之类。"故脉之阴阳可不察乎？二十八脉皆以阴阳为绳墨。

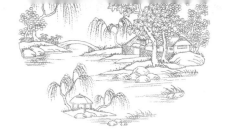

第三章　诸脉主病

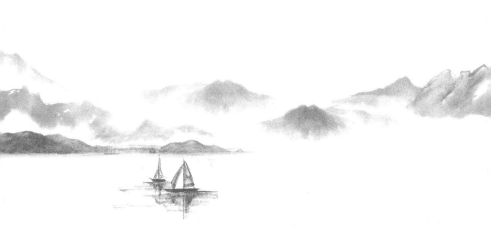

【原文】

脉之主病，有宜^①不宜；阴阳^②顺逆，吉凶可知。

【提要】

此段主要论述了脉与疾病的关系。

【注释】

①宜：适合，适当。此处指脉与病相呼应。
②阴阳：一指疾病之阴阳，亦是脉法总纲。

【译文】

脉与疾病的关系，有相互呼应与不相呼应两种。当脉与疾病阴阳相一致时，则疾病易治，反之则难治。

【解析】

有是病则有是脉，与病相宜则顺，不相宜则逆。逆之与顺，何从区别，是又在阴阳耳。如表病见表脉，里病见里脉，实病见实脉，虚病见虚脉，阳病见阳脉，阴病见阴脉之类，皆顺而相宜者也。反此则逆。逆顺一分，而病之吉凶从可推也。

【原文】

中风之脉，却^①喜^②浮迟；数大急疾，兼见难支^③。

【提要】

此段论述了中风常见脉及大凶之脉。

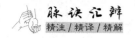

【注释】

①却：表示转折。

②喜：适于。

③支：受得住。指患者对疾病的承受能力。

【译文】

中风之脉，脉象变化多端，却适于见到浮迟的脉象，若出现数大急疾之脉，为大凶之兆，患者必死无疑。

【解析】

中风之脉，各有所兼。盖新风夹旧邪，或外感，或内伤，其脉随之忽变。兼寒则脉浮紧，兼风则脉浮缓，兼热则脉浮数，兼痰则脉浮滑，兼气则脉沉涩，兼火则脉盛大，兼阳虚则脉微亦大而空，兼阴虚则脉数亦如细丝，阴阳俱虚则微数或微细。虚滑为头中痛，缓迟为营卫衰。大抵阳浮而数，阴濡而弱，浮滑沉滑，微虚散数，皆为中风。风为虚邪，常乘表腠空虚犯人，故云"风性空虚"。《素问·上古天真论》曰："虚邪贼风，避之有时。"王冰注曰："邪乘虚入，是为虚邪；窍害中和，谓之贼风。"《素问·太阴阳明论》曰："故犯贼风虚邪者，阳受之。"清·陈修园《医学从众录》曰："风为虚邪，治风必先实窍。"陈修园《金匮要略浅注》亦云："风为虚邪，自汗恶风，乃其的证。"风中之于表，虚浮迟缓，虽为正气不足，犹可补救。急大数疾，邪不受制，必死无疑。可见大数而犹未至急疾者，尚不可谓其必死也。

【原文】

伤寒热病，脉喜浮洪；沉微涩小，证反必凶；汗后脉静，身凉则安；汗后脉躁，热甚必难。阳证见阴^①，命必危殆；阴证见阳^②，虽困^③无害。

【提要】

此段论述了伤寒热病的常见脉及其汗后疾病转归与脉的关系，以及疾病之阴阳与脉之阴阳的关系。

【注释】

①阳证见阴：见阴脉也，即上文所云热病而得沉微涩小之类，言证与脉反，故亦危殆。

②阴证见阳：见阳脉也，亦似与证相反，惟伤寒则不然。伤寒自表入里，从阳之阴，刻刻浸搏，层层渐入。今阴病得阳脉，是转寒凛而变温和，起深沉而出浮浅，死阴忽作生阳，病虽困笃，自当无害。

③困：包围。此处指身患疾病。

【译文】

伤寒热病，常出现浮洪的脉象；若脉沉微涩小与证相反，则为凶险的征兆；伤寒热病，汗后邪解正复，此时脉躁盛者也应恢复宁静，身体自然凉和，若脉仍躁动且热加重，是正气已衰，邪气更进，此为危象。伤寒热病见阴脉也，即上文所云热病而得沉微涩小之类，言证与脉反，故亦危殆。见阳脉也，亦似与证相反，唯有伤寒见到此现象非危象，尚可治愈。

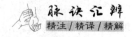

【解析】

伤寒热病，脉浮洪者，病在三阳；脉沉微涩小者，病在三阴。三阳发热，正邪相争，气机闭郁，郁蒸成热；三阴发热，正气已衰，阴邪内盛，真阳外越。伤寒发热不为汗解，乃病邪入里，或化火，或伤阳，或兼夹湿浊邪气，虽汗出而气机未得疏利。《素问·热论》曰："今夫热病者，皆伤寒之类也。"又曰："人之伤于寒也，则为病热，热虽甚不死。"观此则知伤寒虽是阴寒之邪袭人，正气与之抗拒，郁蒸成热，亦理势之必然者。《素问·评热病论》："黄帝问曰：有病温者，汗出辄复热，而脉躁疾不为汗衰，狂言，不能食，病名为何？岐伯对曰：病名阴阳交，交者死也。"

【原文】

伤暑脉虚①，弦细芤迟；若兼滑实，别证②当知。

【提要】

此段论述了伤暑与脉的关系。

【注释】

①脉虚：脉见虚豁，气津不充脉道也。北宋·朱肱《类证活人书》曰："脉盛身寒，得之伤寒。脉虚身热，得之伤暑。盖寒伤形而不伤气，所以脉盛。热伤气而不伤形，所以脉虚。"
②别证：即与前文滑实脉相对应的证。

【译文】

伤暑脉见虚豁，气津不充脉道，弦细芤迟亦为虚豁之脉，为病暑之脉。伤暑若见滑实之脉，将兼夹有痰与食也。

【解析】

暑邪易耗气伤精，故脉见虚豁，气津不充脉道也。经曰："脉虚身热，得之伤暑。"《难经·四十九难》曰："其脉浮大而散。"殊有未然。夫脉大而散，乃心之本脉，非病脉也。故仲景不言，但补其偏曰："弦细芤迟。"芤即虚豁也。弦、细、迟，其不以浮大之脉混入虚脉之中，称为病暑之脉，虑何周耶。若面垢身热，伤暑之证已见，而脉反滑实者，将兼痰与食也。若面垢身热，伤暑之证已见，而脉不虚者，是暑邪夹痰、夹食，或兼夹湿浊也。仲景太阳中暍（《说文解字》曰："暍，伤暑也。"）用白虎加人参汤，重在热与气津。东垣《脾胃论》中有清暑益气汤方（黄芪、苍术、升麻、人参、泽泻、炒曲、橘皮、白术、麦冬、当归身、炙甘草、青皮、黄柏、葛根、五味子）重在气与湿、痰、食。王孟英《温热经纬》清暑益气汤（西洋参、石斛、麦冬、黄连、竹叶、荷梗、知母、甘草、粳米、西瓜翠衣）重在气与津。

【原文】

劳倦内伤[①]，脾脉虚弱；汗出脉躁[②]，死证可察[③]。

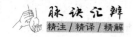

【提要】

此段论述了劳倦内伤，以及汗出与脉的关系。

【注释】

①内伤：指前文劳倦属内伤病因。

②脉躁：脉象变得比原来急数躁动。一般表示邪气内传，病情向坏的方向发展。

③察：知晓，看得出。

【译文】

劳累疲倦为内伤病因，此时出现脾脉虚弱为正常现象。若汗出后脉象变得比原来急数躁动，为凶险之证。

【解析】

动而生阳，身固不宜太逸。东垣论升阳益胃汤方后云："小役形体，使胃气与药得以转运升发。"此即动而生阳之义也。若烦扰而过于劳，则肢体转旋、四肢举动、阳气张乱，无往非脾气之伤，故脾脉虚弱为顺也。如汗出而脉反躁疾，则为逆矣，安得不死。

【原文】

疟脉自①弦，弦数者热，弦迟者寒，代散者绝②。

【提要】

此段论述了疟脉的主病特点。

【注释】

①自：本来。此处指疟本来应见弦脉。

②绝：尽，穷尽。此处指病情凶险难治。

【译文】

弦脉为疟疾的主脉，若脉弦数或弦迟，为夹热或夹寒，属脉与证相顺应，若出现代散脉，为正气虚脱，病情凶险难治。

【解析】

《素问·疟论》曰："夫痎疟皆生于风。"故疟因风暑之邪，客于风木之府，木来乘土，脾失转输，不能运水谷之精微，遂多停痰留饮。弦应风木，又主痰饮，无痰不成疟，故曰："疟脉自弦"。数热、迟寒，自然之理。独见代散之脉，则正气虚脱，不续不敛之象，邪盛正衰，定主凶折。

【原文】

泄泻下痢，沉小滑弱；实大浮洪，发热则恶①。

【提要】

此段论述了泻痢的脉象特点。

【注释】

①恶：指病情向坏的方向转化。

【译文】

泄泻下痢，常见脉沉小滑弱，若脉实大浮洪，再兼发热，

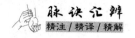

病情向坏的方向转化。

【解析】

泻痢见于下部，无论因之内外，总属伤阴耗里之虚证，沉小滑弱，乃为相宜。若实大浮洪则恶矣。实大与虚反，浮洪与里反，邪盛正衰，不言而喻。再加发热，则阴气弥伤，而里气弥耗，不至躁亡不已。

【原文】

呕吐反胃，浮滑者昌①；弦数紧涩，结肠②者亡。

【提要】

此段论述了呕吐反胃的脉象特点。

【注释】

①昌：善，好的，正当。

②结肠：此结肠非解剖学所指的"结肠"，此处指吐亡津液，遂致燥屎内结于肠。

【译文】

呕吐反胃，出现浮滑的脉象为正常现象，若脉见弦数紧涩，则为胃气渐败，津液亡失的危象。

【解析】

呕吐反胃，上焦之病也。浮为虚，滑为痰，是其正象，可以受补，故曰昌也。脉弦者，虚也。木来乘土，胃气无余，土将夺矣。数则为热，热当消谷，而反吐谷，乃知数为虚数，虚则不运，数则气促，呕吐不止，胃将渐败。《金匮要略·呕吐哕下利病脉证治第十七》："问曰：病患脉数，数为热，当消谷引食，而反吐者，何也？师曰：以发其汗，令阳气微，膈气虚，脉乃数。数为客热，不能消谷，胃中虚冷故也。脉弦者，虚也。胃气无余，朝食暮吐，变为胃反。寒在于上，医反下之，今脉反弦，故名曰虚。"亦见于《伤寒论·辨太阳病脉证并治》曰："病患脉数，数为热，当消谷引食。而反吐者，此以发汗，令阳气微，膈气虚，脉乃数也。数为客热，不能消谷，以胃中虚冷，故吐也。"紧则为寒，无阳以运，故上出而呕吐。涩脉枯涩，吐亡津液之所致。火谷之海枯，遂致粪如羊屎，必死不治。

【原文】

霍乱之候，脉代勿讶①；厥逆②迟微，是则可③嗟②。

【提要】

此段论述了霍乱的脉象特点。

【注释】

①讶：惊讶，奇怪。

②厥逆：此处厥逆并非指中医病证病机名中提到的新病突然昏倒，不省人事，伴四肢逆冷而能复苏为主要表现的一种病证。此处指真元渐绝而致的舌半卷囊缩，非暴脱者。

③可：指前文霍乱出现厥逆见迟微脉象是一种可以解释或理解的现象。

②嗟：文言文后叹词。

【译文】

霍乱出现代脉，不要感到惊讶，并非死脉。霍乱出现厥逆而舌半卷、囊缩伴脉迟微是一种可以解释或理解的现象。

【解析】

霍乱之证，挥霍撩乱，不能自持，因一时清浊混乱，卒吐暴下，临时不能接续，非死脉也。厥逆而舌半卷、囊缩，脉至迟微，阳衰阴盛，真元渐绝之象。暴脱者能渐生，而渐绝者又何能暴起哉！舌卷囊缩，即舌体卷曲不能伸直，阴囊向上引缩不能垂降，《难经·第二十四难》云："足厥阴气绝，即筋缩引卵与舌卷。"若寒邪直中厥阴，下利清谷，四肢厥逆，舌卷囊缩而润泽，脉沉细迟微者，是阳衰阴盛，真元细渐绝，当以四逆汤回阳救逆。又《医学心悟》卷二曰："肝主周身之筋，热邪内灼，则津液枯，不能养于筋，故舌卷而囊缩，宜急下之。"此为厥阴肝经热盛伤津，舌卷囊缩当同时兼见烦渴唇焦，治宜急下存阴，可予承气汤类。

【原文】

嗽脉多浮，浮濡易治；沉伏而紧，死期将至。

【提要】

此段论述了咳嗽的脉象特点。

【译文】

咳嗽多见浮脉，脉浮濡与证相顺应，故容易治疗。若脉沉伏且紧，为脉与证相逆，为病危的脉象。

【解析】

嗽乃肺疾，脉浮为宜。兼见濡者，病将退也。沉则邪已入里，紧则寒邪不散，均主病危。

【原文】

喘息抬肩①，浮滑是顺②；沉涩肢寒，皆为逆③证。

【提要】

此段论述了喘证与脉的关系。

【注释】

①抬肩：喘证发作时口张肩耸以助呼吸之状。
②顺：指脉与证相顺应。
③逆：指脉与证不相顺应。

【译文】

喘息发作时口张肩耸以助呼吸，若脉见浮滑则脉与证相顺应，为易治，若脉见沉涩且四肢寒冷，则脉与证不相顺应，为难治。

【解析】

喘证无非风与痰耳。浮为阳，为表，为风。阳者见痰盛于上，肺道不利，故病轻。滑为阳中之阴，而为痰、为食。若能散其邪，则机关可利；推其物，则否塞可通。故曰顺。脉沉为

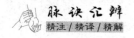

阴，为里为下部。涩为阴，为虚。乃元气不能接续，岂能充四肢乎？是以喘息抬肩，而四肢又寒也。若更见散脉，则元真将随喘而散，死亡必矣。故曰逆。

【原文】

火热之证，洪数为宜，微弱无神[①]，根本脱离[②]。

【提要】

此段论述了火热之证相兼的脉象特点。

【注释】

①无神：无神指脉的力量、脉率等方面一个综合的病态表现。指按之散乱，或有或无，或来有力去无力，或轻按有重按无，或断或续，皆为无神之脉。

②根本脱离：指虚阳浮越，亡阳之象，主病危。

【译文】

火热相兼，若表现为洪数脉为顺脉，若脉微弱无神，虚阳浮越，为亡阳之象，主病危。

【解析】

病热而有火证，火则脉应洪数。若得沉微之阴脉，是无火矣。无火仍病热则无根之阳，虚见热象也。故主危殆。

【原文】

骨蒸发热，脉数为虚；热而涩小，必殒其躯[①]。

【提要】

此段论述了骨蒸发热与脉象的关系。

【注释】

①必殒其躯：蒸热日久，损伤真阴，邪火更甚，机体渐衰。

【译文】

骨蒸发热，常见数脉与虚脉。蒸热兼见涩小之脉，损伤真阴，邪火更甚，机体渐衰。

【解析】

骨蒸者，肾水不足，阴不制阳，相火虚亢上炎，虚、数二脉，是其本然。蒸热而见涩小之脉，涩则精血少，小则元气衰，真阴日损，邪火日增，所谓发热脉静，不可救药耳。

【原文】

劳极诸虚，浮软微弱；土败①双弦②，火炎则数。

【提要】

此段论述了劳极与脉象的关系。

【注释】

①土败：土，指脾胃。败即虚弱。即脾胃虚弱。
②双弦：即左关右关皆表现为弦脉。

【译文】

劳极则人体气血阴阳俱虚，脉表现为浮软微弱。若脾胃虚弱且左关右关皆表现为弦脉，肝气犯土，出现中气脱陷，必主死也。虚极火炎，脉为躁急，真阴已绝。

【解析】

劳极损伤，气血日耗，形体渐衰，所见之脉，随病呈象，如空虚之浮，不鼓之软，欲绝之微，无力之弱，虽云病脉，然与病犹相宜也。至若双弦乃知土败，急数定为火炎。盖弦为肝木，双弦则木太盛，久病之土，何堪其侮，故知其必败也。数已为热，急数则躁疾直强，若无半点和柔，邪火炎炎，真阴自绝，六至以上，便不可治。

【原文】

失血诸证，脉必现芤；缓小可喜①，数大堪忧②。

【提要】

此段主要论述了失血与脉象的关系。

【注释】

①可喜：指好的现象，即疾病向好的方向转化。
②堪忧：指不好的现象，即疾病向坏的方向转化。

【译文】

失血者，必然表现为芤脉。出现缓小脉，与病证相符合，为好的现象，若脉数大，与病证相反，则疾病向坏的方向转化。

【解析】

芤有中空之象，失血者宜尔也。缓小脉顺为可喜。脉数而大，邪盛正衰，为火烁真阴，诚为可忧。

【原文】

蓄血在中①，牢大却②宜；沉涩而微，速愈者希③。

【提要】

此段主要论述了蓄血与脉象的关系。

【注释】

①中：内。
②却：表转折。
③希：少。

【译文】

蓄血于内，脉表现为牢大反而易治。若脉表现为沉小涩微，病有余脉反不足，很少有快速痊愈的。

【解析】

血蓄于内，瘀凝不行，瘀凝则脉大，不行则脉牢，亦因病呈象也，逐之使去，巢穴一空，而致新不难矣。治之当重在补虚，不可破血而使劫夺太过，气壮而血自行也。设脉沉小涩微，是病有余脉反不足，病有物而脉若无物，既不能自行其

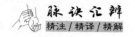

血，又难施峻猛之剂，安望其速愈耶？

【原文】

三消[1]之脉，浮大者生[2]；细微短涩，形脱[3]堪惊。

【提要】

此段论述了消渴与脉象的关系。

【注释】

①三消：上中下三焦消渴。

②生：吉，即好的现象。

③形脱：身体消瘦憔悴。

【译文】

消渴之脉，若表现为浮大则为吉，若脉细微短涩，则气血之虚衰枯槁，再加身体消瘦憔悴，则病情危重。

【解析】

三消皆燥热太过，唯见浮大之脉为吉耳。若脉细微短涩则气血之虚衰枯槁，不言可知。再加身体瘦悴，是谓形脱，即戴人所云："燔木则为炭，燔金则为液，燔石则为灰，煎海水则为盐，鼎水形气两败"，岂直可惊已哉！

【原文】

小便淋闭，鼻色必[1]黄；数大可疗[2]，涩小知亡[3]。

【提要】

此段主要论述了淋病的鼻色及预后与脉象的关系。

【注释】

①必：必然。

②疗：治疗。

③亡：死亡。

【译文】

淋证，小便不利，热邪郁蒸必然使鼻子呈黄色；若脉象表现为数大脉，则证与脉相符合而易治，若出现涩小脉，则提示精血败坏，死亡将近。

【解析】

热乘津液，则水道不利。水道不利而有热，必郁蒸而外发黄色，见于鼻者，以鼻为肺窍耳。《诊家正眼》云："鼻色黄者，小便难。独鼻尖青黄者，其人必为淋也。"数大为火象，为证见之，又何妨乎？若逢涩小，为精血败坏，死亡将亟矣。

【原文】

癫乃重阴①，狂乃重阳②，浮洪吉象③，沉急凶殃④。

【提要】

此段论述了癫狂的本质及预后与脉象的关系。

【注释】

①重阴：重，重合。两种属于阴的性质重合于同一事物上，示阴寒之弥漫。

②重阳：两种属于阳的性质重合于同一事物上，示阳热之亢盛。

③吉象：吉兆，好的现象。

④凶殃：凶兆，病情危重。

【译文】

癫证表现为阴寒弥漫，狂证表现为阳热亢盛。若脉象表现为浮洪脉，不论癫、狂均是好现象，若脉象沉而急，则对癫狂均是凶兆，危险即至。

【解析】

《难经·第二十难》曰："重阳者狂，重阴者癫。"癫狂既分阴阳，而脉皆取浮洪者，盖浮洪者属阳，在阳狂者得之，固与证相宜；即阴癫者得之，亦将从阴转阳，自里达表之象，故均为吉兆。若沉而急，沉则入阴迫里，急则强急不柔，是无胃气之脉也。不论狂癫，凶殃立至。

【原文】

痫宜①虚缓；沉小急实，或但弦急，必死不失。

【提要】

此段论述了痫病脉象及预后与脉象的关系。

【注释】

①宜：应该。

【译文】

痫病应该表现为虚缓脉。若出现脉象沉小急实，或者弦急，必死无生还之望。

【解析】

痫本虚痰，脉来虚缓，应自然也。若沉小急实，或虚而弦急者，肝之真脏脉见矣，安望其生耶？

【原文】

疝属肝病，脉必弦急。牢急者生①，弱急者死②。

【提要】

此段论述了疝病脉象及预后与脉象的关系。

【注释】

①生：可治，易治。
②死：不可治，有性命之忧。

【译文】

疝属于肝所主之疾病，其脉象必表现为弦急。若脉象急而牢，提示脉证相符，为易治；若脉象急且弱，则必有性命之忧。

【解析】

《素问·长刺节论》："病在少腹，腹痛不得大小便，病名曰疝，得之寒，刺小腹两股间。"明示疝系阴寒之咎。张子和《儒门事亲》则云："诸疝皆归肝经。"指出疝为肝病，后世医家多宗之。因此，疝为肝病，弦急，肝脉之常也。况弦敛急直，气不鼓畅者，咸主痛胀，疝则未有不痛不胀者，故弦急而牢，见积聚之有根，亦见原本之壮实。疝系阴寒之咎，牢主里寒之脉，最为相合。若急则邪盛，弱则正衰，必有性命之忧矣。

【原文】

胀满之脉，浮大洪实；细而沉微，岐黄①无术②。

【提要】

此段论述了胀满脉象及预后与脉象的关系。

【注释】

①岐黄：医药，医术。
②无术：没有办法。

【译文】

胀满的脉象应为浮大洪实，若出现脉象细而沉微，任何医药都没有办法挽救。

【解析】

胀满属有余之证，宜见有余之脉，浮大洪实是也。沉细而微，知元气已衰。胀满而元气衰者，气化不行，升降停息，是为虚胀虚满。万物之始皆气化，气化者，化生也。气化失者，已失生机。故证实脉虚，无复他望矣。

【原文】

心腹之痛①，其类②有九；细迟速愈，浮大延久③。

【提要】

此段论述了心腹痛的种类及预后与脉象的关系。

【注释】

①心腹之痛：即心腹痛，主要为心痛。

②类：种类。

③延久：迁延日久。

【译文】

心腹痛可分为九种。若脉象为细迟脉，则病情轻，治愈快；若脉象浮大，则病情迁延日久难愈。

【解析】

《金匮要略》最早提出心痛有九，载有九丸方，云能治九种心痛，但未详述是哪九种。至唐·孙思邈《备急千金要方》始指出九种心痛病名，包括虫心痛、注心痛、风心痛、悸心痛、食心痛、饮心痛、冷心痛、热心痛、去来心痛九种。心腹痛而脉见细迟，是气减舒徐，厥邪欲退，理应从吉。设或浮大，重则邪气方张，里证而得表脉，大非所宜，轻亦为中虚之

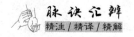

证，不能收捷得之效也。

【原文】

头痛多弦，浮紧易治；如呈短涩，虽救何及①。

【提要】

此段论述了头痛脉象及预后与脉象的关系。

【注释】

①及：达到，做到。

【译文】

头痛病多为弦脉，或浮脉或紧脉均容易治愈；如果呈现短涩脉，即使给予救治也不能做到。

【解析】

弦为阴脉，乃阳虚不能张大，或致外邪所乘。况头乃诸阳之府，而为邪束于外，使阳气遏郁，故脉多近弦。或浮或紧不出风寒，初起者散之则愈。若短则阳脱于上，涩则阴衰于下，至于手足厥寒至节者，与真心痛无异，必死不治。因而头痛脉短涩，甚至手足厥寒至节者，是为真头痛。《灵枢·厥病》云："真头痛，头痛甚，脑心痛，手足寒至节。"正如李氏所云，短则阳脱于上，涩则阴衰于下，治当在剂回阳，急灸百会穴，当服黑丹与大剂参附汤。

【原文】

腰痛沉弦，浮紧滑实；何者难疗，兼大者矣。

【提要】

此段论述了腰痛病的常脉与危证脉。

【译文】

腰痛病脉象为沉弦脉，兼可出现浮、紧、滑、实之脉，此均易治；若兼大脉，则难以治疗。

【解析】

足三阴从足入腹，脉来沉弦者，沉为在里，弦为主痛。然何以又兼浮象乎？乃沉弦者，中有泛泛欲上之势，因风厥阴所谓腰中如张弓弦者是也。故状其风邪虚浮之性，非言在表之浮也。紧则兼寒，滑为痰聚，实因闪挫，本乎外因虽困无害。如房事过度，烦劳不节，以致精力耗竭，腰膂空虚。夫腰者，肾之府，力出于膂，而腰者膂所系，其为痛也，转侧呻吟，屈伸不得，膝酸胫冷，腰寒面黑，行则伛偻，不能让久立，此肾脏虚衰之极，无可收敛，所见空松，故按之害然而大，自不作靖，咎将谁执。状盛者犹可挽回，中年以后，最为难治。

【原文】

脚气有四，迟数浮濡；脉空痛甚，何可久持[①]。

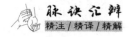

【提要】

此段论述了脚气病的常脉与危证脉。

【注释】

①何可久持：如何能够长久维持（生命）。

【译文】

脚气病脉象有四种，即迟脉、数脉、浮脉、濡脉；若疼痛日益加重而脉象空虚，提示命不久矣。

【解析】

脚气发于三阳者轻，发于三阴者重。以三阴属脏，经络居里，若非脏气大虚，邪不易及。南宋陈无择《三因极一病证方论·叙脚气论》："夫中风寒暑湿与脚气，皆渐、顿、浅、深之不同。中风寒暑湿，得之顿而浅；脚气得之渐而深，以其随脏气虚实寒热发动，故得气名。"《三因极一病证方论·脚气脉证》："脚气证状固为热，见于诸阳病在外，宜发散之五根。沉而弦者亦为风，沉而紧者为寒，沉细为湿，沉数为热，见诸阴病在里，宜温利之愈。"是谓风寒暑湿四邪皆有成病，则迟数浮濡，犹与证合。痛则日盛而脉乃空虚，邪盛正衰，比之伤寒身凉脉躁，势则相反，而咸非吉兆，总以病脉背驰耳。

【原文】

五脏为积，六腑为聚；实强①可生，沉细难愈。

【提要】

此段论述了积聚的病位及预后与脉象的关系。

【注释】

①强：强盛。

【译文】

积证的病位在五脏，聚证的病位在六腑。积聚表现为实脉强盛则可治愈，如为沉细脉则病情深重，难以治愈。

【解析】

积也，聚也，皆实证也。实脉强盛，邪正相搏，一以征元本之状实，从府从阳，故曰可生。其脉沉细者，阴脉也，一以征邪气之深入，故曰难愈。

【原文】

中恶①腹胀，紧细乃生；浮大维何②，邪气已深。

【提要】

此段论述了腹胀脉象与预后的关系。

【注释】

①中恶：又称卒忤，客忤，指突然感受外邪。
②维何："维"通"为"，是什么（现象）。

【译文】

突然感受外邪而出现腹胀，如脉象紧细，则正气充盛，病情易治；若脉象浮大，则说明邪气深入，病情难治。

【解析】

人之正气，自内达表，自胸腹而达四肢者，其常也。卒中外邪，则正气不能达外，而反退缩于中，则气机敛实，而紧细之脉象见矣，腹安得不胀？药力一助，正气张张，邪气必散，紧者仍舒，细者仍充，而本来之面目可还也，故知其生。若脉浮大，则正先散越，散越于外则里更虚，里更虚则邪必深入，而欲为之治，不亦难乎？

【原文】

鬼祟①之脉，左右不齐②；乍③大乍小，乍数乍迟。

【提要】

此段论述了鬼祟犯人的脉象特点。

【注释】

①鬼祟：鬼邪之物袭人。现指人的一种幻觉、妄念。
②齐：相同，一样。
③乍：忽然。

【译文】

人受鬼邪之物惊吓后，左右两手的脉象不一样，且脉象不稳定，忽然大，忽然小，忽然数，忽然迟。

【解析】

鬼祟犯人，左右两手脉象不一，忽大忽小，忽数忽迟，无一定之形也。

【原文】

五疸①实热，脉必洪数；过极而亢②，渴者为恶③。

【提要】

此段论述了黄疸病的性质和脉象特点。

【注释】

①五疸：黄疸病分为五种，故有五疸之称。

②亢：亢盛，太过。

③恶：坏的现象。

【译文】

当黄疸病的病性为实热内盛时，其脉象必表现为洪数脉，若洪数太过，热邪亢盛，出现口渴者，则病情已难以缓解。

【解析】

五疸之说，最早见于《金匮要略·黄疸病脉证并治》，仲景将黄疸、谷疸、酒疸、女劳疸、黑疸称之为五疸。疸为湿郁，但泄其湿郁，当以通利小便、宣通气机为治。故仲景云："诸病黄家，但利其小便。"而五疸实热，则指湿与热郁，外不

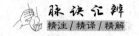

得通，内不得泄，蕴蒸成黄，故曰实热。脉来固应洪数，然洪数太过，则必发渴。黄为表蒸，渴为里热，表里亢热，阴何以堪？况疸为湿郁，而汗溺不通，渴则更加之饮，愈增其病矣。

【原文】

水病之状①，理必兼沉；浮大出厄②，虚小可惊③。

【提要】

此段论述了水肿病的脉象特点及预后与脉象的关系。

【注释】

①状：表现，此处指脉象。
②出厄：即厄出，指灾厄、病邪将出。
③惊：惊险，凶险。

【译文】

水肿病的脉象，按理必然兼有下沉之势，若水肿病脉象浮大，则说明水邪将出，疾病将愈，若脉象虚小，则可说病情凶险。

【解析】

水病有阴有阳，诸种不一，而沉则处处皆兼，即气水、风水之在表，而脉应浮者，亦必有沉沉欲一之势。盖沉下者，水之性也。此则专以状言。如指浮者，则以位言耳。水脉浮大，知水气渐散，灾厄将出之象。若脉虚小，则正衰邪存，诚可惊也。

【原文】

痈疽之脉，浮数为阳，迟则属阴，药宜酌量①。痈疽未溃，洪大为祥②；若其已溃，仍旧则殃③。

【提要】

此段论述了痈疽的脉象特点及预后与脉象的关系。

【注释】

①酌量：酌情加量。
②祥：吉兆，好现象。
③殃：凶兆，坏现象。

【译文】

痈疽病，其脉象浮数，则病邪在表，为阳证；若脉迟，则病邪内陷入里，为阴证，治疗药量应有所加重。痈疽无论是否成脓，只要未溃破，脉象洪大则必为吉兆，若溃破流脓后，脉象仍洪大，则病邪不去，正气不复，必是凶兆。

【解析】

其脉浮数者，以血受寒凝滞而气复从之，邪与正郁，郁则化热，故数也。在表、在阳，故浮也。正为邪搏，则宣畅外卫之力薄，故复恶寒。据脉证似与伤寒表证无异，但伤寒虽有痛，或在头，或在身体，或在骨节，未有痛止于一处者。今痛止一处而脉数，此处必化热为脓，正痈疽所发之处也。即《伤寒论·辨脉法》所谓"诸脉浮数，当发热而洒淅恶寒，若

179

有痛处，饮食如常者，蓄积有脓"是也。如此者，乃为阳毒。若脉不数，身不热，所患之处不疼，是邪客阴分，不有鼓发，多致内陷。然必兼有烦懊呕逆、胸膈不安等证，否则不热不疼，脉又不数，是一不病患也，何得谓这阴疮，而反重于阳证耶？方痈疽之未溃也，无论成脓与否，热邪郁蓄，外不疏通，脉之鼓涌洪大，是其宜也。至于已溃，则热泄邪解，而洪大之脉宜衰矣。溃而不衰，一派热邪，正从何复，诚为大可惧者。与《素问·评热病论》所谓"病温者，汗出辄复热，而脉躁疾，不为汗衰，病名阴阳交"而阳飞越，虽治无益。

【原文】

肺痈已成[①]，寸数而实；肺痿之形，数而无力。肺痈色白，脉宜短涩，浮大相逢，气损血失。肠痈实热，滑数可必[②]；沉细无根，其死可测[③]。

【提要】

此段论述了肺痈、肠痈的脉象特点。

【注释】

①已成：即已成脓，指进入成脓期。
②可必：可以预料必然如此。
③测：测算。

【译文】

肺痈进入成脓期，其寸口脉必数而实；火灼肺金，肺叶焦痿，则脉数而无力。肺属金，应西方，肺痈其色为白，脉应短

180

涩，若脉象浮大并见，则气血败坏。肠痈为实热之证，其脉必然滑数，若脉沉细无根，则死期将至。

【解析】

肺痈而寸口数实，知脓已成矣。肺叶焦痿，火乘金也，是以数而无力。肺痈既作，则肺肠虚损。白者西方本色，所谓一脏虚则一脏之本色见也。短涩者，秋金之素体。若逢浮大，是谓火来乘金，克我者为贼邪，血气败坏之证也。肠痈，实也。沉细，虚也。证实脉虚，死期将至矣。

【原文】

喉痹之脉，迟数为常；缠喉①、走马②，微伏则难③。

【提要】

此段论述了喉痹与脉象的关系。

【注释】

①缠喉：缠喉风。声音不能出，汤水不能入，痰涎壅塞胀闭，势如绳索绞喉，若不急即能杀人，治之者必飞骑去救，不可稍缓，故人名走马喉风。

②马：走马疳。疳蚀之极也，乃五脏蒸热上攻，甚即偏沿作崩沙候，牙边肉肿烂，口内气臭，身微潮热，吃食不得，牙缝出鲜血，常动摇似欲脱，肉烂自漏落。

③难：难治。

【译文】

喉痹病，其常脉为迟数脉。病情更为凶急之缠喉风、走马

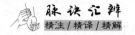

疳，反而见微伏脉，说明药石难医。

【解析】

十二经脉与经别多过于此，即不然亦在其前后左右。其脉多数，数则为热故耳。间迟脉者，乃是外邪袭经，经气不利，郁滞于所过之处，故亦为痹。脉来或迟，亦与病合。若肿痛麻痒之缠喉风，须臾闭绝之走马疳，二者俱火中夹风，凶暴急烈，脉应浮大洪数，而反见微风伏，是正衰邪盛，补泻罔从，不亦难乎？

【原文】

中毒之候①，尺寸数紧；细微必危，旦夕将殒②。

【提要】

此段论述了中毒与脉象的关系。

【注释】

①候：表现，此处指脉象表现。
②殒：身死。

【译文】

中毒，其尺寸脉应表现为数紧，若出现细微脉则必然危险，一朝一夕之间就将身死。

【解析】

数紧者，因毒气盘郁而搏击也。数者为热，紧者为寒，寒热相搏，郁滞气血，酿生毒邪。脉转细微，正气已虚，邪气深入，郁滞转为正衰，由实转虚，毒邪深入，其能久乎?

【原文】

金疮^①出血，脉多虚细，急实大数，垂^②亡休治^③。

【提要】

此段论述了金疮与脉象的关系。

【注释】

①金疮：指刀箭等金属器械造成的伤口。

②垂：临近。

③休治：没必要治疗了。

【译文】

受刀箭外伤出血，其脉象多为虚细脉，若脉急实大数，说明临近死亡，没必要治疗了。

【解析】

受创血去已多，脉空自宜沉细，而反见急数，阴欲尽矣，治之何用?

【原文】

妇人之脉，以血为本；血旺易胎，气旺难孕。少阴^①动甚，谓之有子；尺脉滑利，妊娠可喜。滑疾不散，胎必三月；但疾不散，五月可别^②。左疾为男，右疾为女；女腹如箕^③，

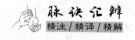

男腹如釜④。

【提要】

此段论述了妇人胎脉的特点。

【注释】

①少阴：神门，即手少阴心经的穴位之一。

②别：辨别，知道。

③箕：簸箕，一种用竹篾或柳条编成的运土器具，上大下小似锥形。

④釜：表示一种器物，口、底均为圆形，可视为现代所使用锅的前身。

【译文】

女人以血为根本，血旺则易于受孕成胎，若气旺而血衰，则难以怀孕。神门脉动甚，是血旺之象，有怀孕的基础了，若尺脉滑利，则可确定已经妊娠有喜。尺脉滑疾不散，怀孕有三个月了，若尺脉疾而不散，则知道有孕五个月了。左尺脉疾为男胎，右尺脉疾为女胎。腹部形状似簸箕为女胎，腹部形状似釜为男胎。

【解析】

此言女人胎前之脉也。女为阴，阴主血，故女人以血为本，本足而成胎亦易；气旺则血衰，是为本不足，未有理失常而能孕者也。少阴动甚者，心手少阴之脉动甚也，心主血，动甚则血旺，血旺易胎，故云有子，即《素问·平人气象论》所谓："妇人手少阴脉动甚者，妊子也。"心脏主血，故胎结而动甚，乃往来流利之义，非厥厥如豆之动也。尺脉者，左右肾脉也。肾为天一之水，主子宫以系胞，孕胎之根蒂也。滑利则不枯涩，而且有替含物之象，故喜其妊娠，即《素问·阴阳别论》所谓："阴搏阳别，谓之有子。"盖寸为阳，尺为阴，言尺阴之脉搏指而动，与寸阳之脉迥然分别也。即此滑处之脉，应指滑而不散，滑为血液疾，而不散乃血液敛结之象，是为有胎三月矣。若但疾而不散，是从虚渐实，从柔渐刚，血液坚凝，转为形体，故不滑耳，此妊娠五月之脉。其疾左胜于右，是为男孕，以男属阳居左，胎气钟于阳，故左胜。右胜于左，是为女孕，以女属阴居右，胎气钟于阴，故右胜。胜者，甚不甚之谓，非大本营疾右不疾也。更视其腹如箕者为女胎，如釜者为男胎。盖男女之孕于胞中，女则面母腹，男则面母背，虽各肖父母之形，亦阴阳相抱之理。女面腹则足膝抵腹，下大上小故如箕；男面背则背脊抵腹，其形正圆故如釜。按男女之别，叔和《脉经》曰："左疾为男，右疾为女。"又曰："得太阴脉为男，得太阳脉为女。"又曰："得太阴脉为男，得太阳脉为女。太阴脉沉，太阳脉浮。"自后凡言妊脉者，总不出此。及滑寿则曰："左手尺脉洪大为男，右手沉实为女。"近代徐东皋曰："男女之别，须审阴阳。右脉盛，阴状多，俱主弄瓦。左尺盛，阳状多，俱主弄璋。"备察诸义，固已详尽，然多彼此矛盾，难为凭据。若其不易之理，则在阴阳二字。以左右分阴阳，则左为阳，右为阴。以脉体分阴阳，则鼓搏沉实为阳，虚浮沉涩为阴。诸阳实者为男，诸阴虚者为女，乃为一定之论。更当察孕妇之强弱老少，及平日之偏左偏右，尺寸之素强素

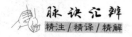

弱，斯足以尽其法耳。

【原文】

欲产①之脉，散而离经。新产之脉，小缓为应；实大弦牢，其凶②可明③。

【提要】

此段论述了临产脉的特点及新产脉与预后的关系。

【注释】

①欲产：即将临产。

②凶：凶险。

③明：知道。

【译文】

即将临产，血散而离经，不再养胎，脉象相对平时亦有改变。已产后，气血两虚，脉应小而缓，若脉实、大、弦、牢，则知将有凶险。

【解析】

此言产中之脉也，其脉与十月怀妊平常见者忽异。假如平日之脉原浮，临产则脉忽沉；平日之脉迟，临产则脉忽数；至如大小滑涩，临产忽然而异。盖十月胎气安定，一旦欲落，气血动荡，胞胎迸裂，自与经常离异，而脉亦非平昔之状貌矣。及其已产也，气血两虚，其脉宜缓滑，缓则舒徐，不因气夺而急促，滑则流利，不因血去而涩枯，均吉兆也。若脉实大弦

牢，非产后气血俱虚者所宜，实为邪实，大为邪进，弦为阴敛
而宣布不能，牢为坚着而瘀不解，是皆相逆之脉，设外有证，
又岂能顺乎？

【原文】

小儿之脉，全凭虎口；风、气、命关，三者细剖^①。

【提要】

此段论述了观小儿脉的位置、方法。

【注释】

①剖：分析、解析。

【译文】

观察小儿脉象的位置全部在虎口处，根据指节部位分为初
节风关、二节气关、三节命关，再对其位、色、形细细分析。

【解析】

虎口者，食指内侧连大指作虎口形，故曰虎口。此外肌
皮嫩薄，文色显明，即肺手太阴经脉之尽处，诸脉大位之地
也。虽无五部之分，而有三关之别。指初节曰风关，二节曰气
关，三节曰命关，男左女右侧看之。文色见风关者轻；再进则
上气关为重；再进则直透命关为最重，甚则主死。由风邪而干
正气，正气不能胜而迫及于命，渐进渐象也。因而，看小儿指
纹，亦同脉法，以阴阳为纲，看浮沉以辨表里，淡滞以辨虚
实，纹色以辨脏腑寒热，三关部位辨轻重。

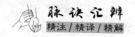
【原文】

其色维何①？色赤为热，在脉则数；色白为寒，在脉则迟；色黄为积②，在脉则缓；色青黑痛，在脉则弦。

【提要】

此段论述了小儿指纹不同颜色的临床意义。

【注释】

①维何：为何，有什么（临床意义）。
②积：食积。

【译文】

小儿脉的不同颜色有什么临床意义？颜色红，相当于数脉，提示热邪；颜色白，相当于迟脉，提示寒邪；颜色黄，相当于缓脉，提示食积；颜色青黑，相当于弦脉，提示痛证。

【解析】

三岁以下小儿，纯阳之体，形质小，脉之周行快而应指疾。故若大法则以七至为平，其太过为数之热，不及为迟为寒，此其大致矣。然而脉至七八，来往速而数息难，恐医者一时不能得病之情状。在五脏之列于面，各有定部，如左腮属肝，右腮属肺，额上属心，鼻属脾，颏属肾则已。诸邪之见于三关，亦各有定色，如上所列。识本所列，识本所源，体察辨识阴阳变化，存乎其人耳。

【原文】

紫热伤寒；青则惊风；白为疳病；黄乃脾困；黑多赤痢，有紫相兼，口必加渴。虎口纹乱，气不调和。红黄隐隐，乃为常候，无病之色，最为可喜。至夫①变态②，由乎③病甚。因而加变，黄盛作紫，紫盛倾向于青，青盛作黑，黑而一杂，药又何及！

【提要】

此段论述了小儿指纹不同颜色的临床意义及颜色与病情变化。

【注释】

①至夫：夫，语气词。至于。

②变态：变化。

③由乎：由于。

【译文】

小儿脉呈紫色为热伤寒；青色为惊风；白色为疳病；黄色为脾困；黑色为热毒痢，兼有紫色时，必有口渴症状。虎口处纹理紊乱，则气不调和。皮肤颜色红黄隐隐，是为正常、无病的体现。至于颜色变化是由于病情加重所致，黄至极则变紫，紫至极则呈青，青至极则变黑，黑色与其他颜色杂合相见，则药石无用。

【解析】

此以色合病也。以色辨脏腑寒热虚实，调和红活为顺，深

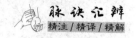

滞不畅为逆。古人之诊小儿者，未尝不重在脉，即虽初脱胞胎，亦自有脉可辨。何后世幼科，如《水镜诀》及《全幼心鉴》等书，别有察三关之说。及遍考《黄帝内经》并无其名，惟《灵枢·经脉》有察手鱼之色者，若乎近之，乃概言诊法，非独为小儿也。然则三关之说，特后世之别名耳。夫三关又为手阳明之浮络，原不足以候脏腑之气。且凡在小儿，无论病与不病，此脉皆紫白而兼乎青红，虽时有浓淡之异，而四色常不相离，何以辨其紫为风、红为寒、青为惊、白为疳，又何以辨其为雷惊、人惊、水惊、兽惊之的确乎？此说为正，但余见富贵之家，儿女娇弱，一见医者，动辄喊苦，若将握手诊视，势必推阻百端，婉转悲啼，汗流浃背。父母姑息，唯恐因哭受伤，不觉从旁蹙额。况因近来止看虎口一法，相沿成俗，则病家反以诊脉为迂。总之，幼科大者曰痘、曰疹，杂证曰吐、泻、惊、疳之类，其发也莫不先有昭然之形证可据，不须布指切脉，而用药未致悬殊，则虎口一说，原可借用，正不以古今为限也。因备录虎口之说，以通诊法旁门云耳。

【原文】

三岁以上，便可凭脉。独以一指，按其三部，六至七至，乃为常则①，增则为热，减则为寒。脉来浮数，乳痫风热；虚濡惊风；紧实风痫；弦紧腹痛；弦急气逆；牢实便秘；沉细为冷；乍大乍小，知为祟脉；或沉或滑，皆由宿食；脉乱身热，汗出不食，食已即吐，必为变蒸②；浮则为风；伏结物聚③；单④细疳劳；气促脉代；散乱无伦⑤，此所最忌，百难必一。

【提要】

此段论述了给三岁以上小儿切脉的方法及不同脉象的临床意义。

【注释】

①常则：正常规则，正常现象。

②变蒸：俗称"烧长"或"生长热"，是古代医家用来解释婴幼儿生长发育规律的一种学说。

③单：薄，弱，此处指脉弱。

④伦：常理，定数。

【译文】

三岁以上小儿即可切脉。单用一个手指，按其寸关尺三部，一息之间六至七次为正常，多于七次则为热，少于六次则为寒。浮数脉提示乳痈、风热；虚濡脉提示惊风；紧实脉提示风痫；弦紧脉提示腹痛；弦急脉提示气逆；牢实脉提示便秘；沉细脉提示冷秘；脉象忽大忽小，提示鬼祟；沉脉或滑脉，均提示宿食；脉象乱、身热、汗出、不进食或进食后即吐，必是变蒸；浮脉提示风；脉伏结提示邪气积聚；脉弱细提示痴劳；代脉提示气促；脉象散乱无常，这是百种难治证之一，最应禁忌。

【解析】

三岁以上，便可切脉断证。但小儿正属纯阳，阳盛必数，故以六七至为常也。小儿三部狭小，故以一指诊之。《素问·通评虚实论》曰："帝曰：'乳子而病热，脉悬小者，何如？'岐伯曰：'手足温则生，寒则死'（此统言小儿之内外证也。病热脉悬小者，阳证阴脉，本为大禁。但小而缓者，阳之微也，其愈则易；小而急者，邪之甚也，为可虑耳。脉虽小而手足温者，以四肢为诸阳之本，阳犹在也，故生。若四肢寒冷，则邪胜其正，元阳去矣，故死）。帝曰：'乳子中风热，喘鸣肩息者，脉何如？'岐伯曰：'喘鸣肩息者，脉实大也缓则生，急则死。'"（此言小儿之外感也。风热中于阳分，为喘鸣肩息者，脉当实大。但大而缓，则胃气存，邪渐退，故生；实而急，则真脏见，病日进，故死）

【原文】

所有死证，虽治无成①。眼上赤脉，下贯瞳神。囟门肿起，兼及作坑②。鼻干黑燥。肚大青筋。目多直视，睹不转睛。指甲青黑。忽作鸦声。虚舌出口。啮齿③咬人。鱼口气急，啼不作声。蛔虫既出，必是死形。

【提要】

此段论述了多种死证的表现。

【注释】

①成：效果，疗效。
②作坑：谓囟门凹陷如坑。
③啮齿：咬牙齿。

【译文】

所有的死证，即使给予救治也没有成效。如：眼睛上的红色脉络直接进入瞳仁中；囟门凸起或凹陷；鼻干燥呈黑色；腹部胀大，青筋显露；眼睛直视，不能转动；指甲呈青黑色；突然失音，如鸦鸟之声；舌体松弛，露出口外；牙齿紧咬而不得松；张口呼吸喘气，哭而无声；蛔虫吐出，必然死亡。

【解析】

赤脉属心，瞳神属肾，乃心火胜肾水，水干则不生木，致肾肝皆绝也。颅囟者，精神之门户，关窍之囊龠，气实则合，气虚则开。诸阳会于者，外生风邪而乘诸阳，所以肿起。风气乘于阳，阳极则散，散则绝，所以陷者死。鼻者肺之窍，肺金燥则不能生肾水，故鼻干黑燥则死。土被木克，以致脾虚而欲绝，故腹胀现青筋者死。戴眼者，目睛上视，不能转动，多因正气耗竭，藏精之气不能上荣于目，太阳经气衰竭所致。肝之合筋也，其荣爪也，爪甲乃肝之华，肝绝而不能荣，故色黑。人之言语出肺，肺属金，叩之则响。肺金既绝，故欲语而不成声，便如鸦鸟之哑哑而已。舌者，心之苗。心气已绝，故舌纵而不收。齿者，骨之余也，肾藏精而主骨，骨气已绝，齿多咬啮，心为阳，肾为阴，阴阳相离，安得不死。鱼口，张而不合也，是谓脾绝。气急作喘，哭而无声，是谓肺绝。蛔虫生于胃，藉谷食以养。胃绝而谷食不食，虫乃出也。

【原文】

脉之指趣①，凶吉先定，更有圆机②，活泼自审。从证舍脉，从脉舍证，两者画然②，药无不应。

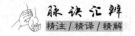

【提要】

此段论述了脉的意义及脉证的取舍。

【注释】

①指趣：亦作"指趋"，宗旨，意义。

②圆机：完善理论及临床思维。

③画然：明察貌，分明貌。

【译文】

脉象的意义，首先可以判定疾病的凶吉，然后可以帮助完善理论及临床思维，并反复多次审查。不管从证舍脉，还是从脉舍证，对脉、证均要了然于胸，由此下药才能每次药到病除。

【解析】

脉之合证，是其常也，又有不当执者，更不可不知，于伤寒尤为吃紧。如脉浮为表，治宜汗之，是其常也，而亦有宜下者焉。仲景云"若脉浮大，心下硬，有热，属脏者，攻之，不令发汗"是也。脉沉为里，治宜下之，是其常也，而亦有宜汗者焉。"少阴病，始得之，反发热，而脉沉者，麻黄附子细辛汤微汗之"是也。脉促为阳，当用葛根芩连清之矣。若脉促厥冷为虚脱，非灸非温不可，此又非促为阳盛之脉也。脉迟为寒，当用干姜附子温之矣。若阳明脉迟，不恶寒，身体濈濈汗出，则用大承气，此又非迟为阴寒之脉矣。四者皆从证不从脉也。世有切脉而不问证，其失可胜言哉！表证汗之，此其常也。仲景曰："病发热，头痛，脉反沉，身体疼痛，当救其里，用四逆汤。"此从脉之沉也。里证下之，此其常也。"日晡发热者，属阳明，脉浮虚者，发汗，用桂枝汤。"此从脉之浮也。结胸证具，当以大小陷胸下之矣。"没，脉浮大者，不可下，下之则死。"是宜从脉而治其表也。身疼痛者，当以桂枝、麻黄解之矣。然"尺中迟者，不可汗，以营血不足也。"是宜从脉而调其营矣。此皆从脉不从证也。世有问证而忽脉者，得非仲景之罪人乎？脉法之要，在于阴阳，在于不拘泥，此即是圆机，所谓活泼泼之心法。从证舍脉，从脉舍证，全在四诊合参，拘执一端则谬。

【原文】

别有①奇经，常脉之外；无与配偶②，所当细察。

【提要】

此段论述了奇经的定义。

【注释】

①别有：另外还有。

②配偶：配成一对，相对应。

【译文】

在十二经脉之外，还有奇经，没有脏腑与之一一对应，故应当仔细审察。

【解析】

奇经者，在十二经脉之外，无脏腑与之配偶，故曰奇。五脏禀五行之气而生，其脉位、数、形、势均有律可循，寸关尺有定位，浮中沉有定体，弦钩毛石有定形。此则另为一脉，形状固异，而隧道亦殊，病证不同，而诊治自别。奇经八脉无脏腑配属，故在五行之外，而别有其貌。

【原文】

奇经之数，共得其八。阴维、阳维、阴跷、阳跷、冲、任、督、带，诸脉所决[1]。

【提要】

此段论述了奇经的种类。

【注释】

[1]所决：所主之疾病。

【译文】

奇经共有八条，即阴维、阳维、阴跷、阳跷、冲、任、督、带，各脉均有其所主之疾病。

【解析】

时珍云："人身二十七气，相随上下，如泉之流，不得休息，终而复始，其流溢之气，入于奇经，转相灌溉。而奇经八脉，阴维也，阳维也，阴跷也，阳跷也，冲也，任也，督也，带也，不拘制于十二经。正经之脉隆盛，则溢于奇经，故秦越人比之天雨降下，沟渠溢满，雾霈妄行，流于湖泽。医而知乎八脉，则十二经十五络之大旨得矣。仙而知乎八脉，则虎龙升降（针刺手法名，虎龙指左右捻转，升降指气行上下）、玄牝（泛指阴性事物，借喻生化之本源）幽微之巧妙得矣。阴维起于诸阴之交，由内踝而上行于营分；阳维起于诸阳之会，由外踝而上行于卫分，所以为一身之纲维（纲领）也。阴跻起于跟中，循内踝上行于身之左右；阳跻起于跟中，循外踝上行于身之左右，所以使机关之跻捷（轻健机巧）也。冲脉起于会阴，夹脐而行，直冲于上，为诸脉之冲要（要塞），故曰十二经脉之海。任脉起于会阴，循腹而行于身之前，为阴脉之承任（承担、护持），故曰阴脉之海。督脉起于会阴，循背而行于身之后，为阳脉之总督。带脉则横围于腰，状如束带，所以总约诸脉。是故阳维主一身之表，阴维主一身之里，以乾坤言也；阳跻主一身左右之阳，阴跻主一身左右之阴，以东西言也；督主身后之阳，任、冲主身前之阴，以南北言也；带脉横束诸脉，以六合（天地上下两极，东西南北四方，合称六合，泛指天下或宇宙）言也。"表里乾坤，东西南北，方位词也。人身一小天地，奇经八脉应乎四方六合，居天地正位，揆度权衡，溢则承之，夺则予之，所以调二十七气之虚实盈亏。

【原文】

尺外①斜上②，至寸阴维。尺内③斜上，至寸阳维。胸胁刺痛，寒热眩仆。

【提要】

此段论述了阴维脉、阳维脉的走向及主病。

【注释】

①尺外：斜向大指，名为尺外。

②斜上：不由正位而上。

③尺内：斜向小指，名为尺内。

【译文】

从右手手少阳三焦斜至寸上手厥阴心包络之位，是阴维脉，从左手足少阴肾经斜至寸上手太阳小肠之位，是阳维脉。阴维脉主胸胁刺痛，阳维脉主寒热眩仆。

【解析】

阴维为病，心痛、胸腹刺筑者，以阴维维络一身之阴，阴主营、主里，不能维阴，则阴无约束，而营气因之不和，故在里则心痛。又营主血，血合心，故心痛也。其脉气所发，阴维之郄，名曰筑宾（足少阴，内踝上），与足太阴会于腹哀（足太阴，乳下），又与足太阴、厥阴会于府舍（足太阴，少腹下）、期门（足厥阴，乳下），与任脉会于天突（任脉，喉下）、廉泉。观此，则知本脉之维于胸腹诸阴，无一不到。其脉不荣，则不能维。在胸胁失所维，则动筑而刺痛矣。阳维维络一身之阳，阳主卫、主气、主表，病则不能维阳，是阳无护持，而卫气亦因之不固，故在表则生寒热。其脉气所发，别于金门（在足太阳外踝下），以阳交为郄（足少阳，外踝上），与手足太阳及跷脉会于臑俞（手太阳，肩后），与手足少阳会于阳白（足少阳，眉上），上于本神及临泣俱在足少阳眉上，上至正营（足少阳，颞颥后），与督脉会于风府（督脉，项后发际)、哑门(督脉,风府后)。观此,则知本脉之维于头目手足颈项肩背诸阳,无一不到。其脉不荣,则不能维。在头目无维则眩,在颈项肩背无维则僵,在手足无维则仆矣。

【原文】

尺左右弹①,阴跷可别②,阳缓阴急。寸左右弹,阳跷可决③,阴缓阳急。二跷同源,病亦互见。癫痫瘈疭,寒热恍惚。

【提要】

此段论述了阴维、阳维脉的走向及主病。

【注释】

①左右弹:如琴弦左右弹手,此处指弦脉。

②别:判别,判断。

③决:判断。

【译文】

尺脉弦,属阴跷脉,阴跷脉发生病变,会在属阳的外侧表现弛缓,而属阴的内侧表现拘急。寸脉弦,属阳跷脉,阳跷脉发生病变,在属阴的内侧表现弛缓,而属阳的外侧表现拘急。阴阳跷脉同起于跟中,所主之病亦相互对应。癫与痫、瘈与疭、寒与热、恍与惚分别为阴阳跷脉所主。

【解析】

《难经·二十八难》曰:"阳跷脉起于跟中,阴跷亦起于跟中,而又同终于目。"《灵枢·脉度》曰:"跷脉者,少阴之别,起于然骨之下，上内踝之上，直上循阴股，入阴，上循胸里，入缺盆，上出人迎之前，入頄，属目内眦，合于太阳、阳跷而上行。气并相还，则为濡目（濡润荣养于目）。"又曰："男子数其阳，女子数其阴。当数者为经，不当数者为络。"观此，则知二跷之脉，虽以男女分阴阳，而实则迭为经络，是一本也，故其为病，亦不似他经逐经分属。本文以癫痫、瘛疭、寒热、恍惚，总系二经之下，以二经均可病此。证虽云四，而病机可分为八，阴阳缓急之义，自是显然。夫人之身，背为阳，腹为阴；开为阳，阖为阴；外为阳，内为阴；热为阳，寒为阴。癫则目闭俯首，阳缓而阴急也。痫则目直僵仆，阴缓而阳急也。筋脉掣向里拘，阳缓而阴急也。筋脉纵从外弛，阴缓而阳急也。寒则气收敛，从里从阴，阳缓而阴急也。热气散漫，从表从阳，阴缓而阳急也。《素问·缪刺论》曰："邪客于足阳跷之脉，令人目痛从内眦始。"且合太阳上行而并濡于目，病属目而从外，阳跷之病，阴缓而阳急也。惚者，胸中悾惚，若有所失。《灵枢·脉度》曰："跷脉者，少阴之别，起于然骨之后，循阴股，入阴，上循胸里，入缺盆。"《难经·二十八难》曰："阴跷脉者，亦起于跟中，循内踝上行，至咽喉，交贯冲脉。"病属胸腹而从内，阴跷之病，阳缓而阴急也。二脉一为经，一为络，病在经则经急络缓，病在络则经缓络急。总之皆可言经，皆可言络，但以男女分阴阳之所属缓急，证病邪之所在，则得其义矣。

【原文】

直上直下^①，尺寸俱牢；中央坚实，冲脉昭昭^②。胸中有寒，逆气里急；疝气攻心，支满溺失。

【提要】

此段论述了冲脉的脉形及主病。

【注释】

①直上直下：脉来直上直下，即为弦长。
②昭昭：明白，清楚。

【译文】

脉弦长，尺寸脉俱牢，关脉坚实，属冲脉。胸中有寒，气逆上冲，而感到腹内胀急不舒；疝气攻心，支满溺失均为冲脉所主。

【解析】

冲脉起于胞中，后行于背，前行于腹，上行于头，下行于足，以至溪谷肌肉，无处不到，诚十二经内外上下之要冲也，为经络之海，亦名血海。其浮而外者，亦循腹上行，会于咽喉，别而络唇口，强半与任脉同。脉为气血之先，脉象为气机升降出入的直接体现。冲脉弦直长透，气血充盈奔涌，有余之象也，故病多气机冲逆，既可逆上，亦可冲下。气不顺，血不和，则胸腹之气循经壅逆而里急矣。疝气攻心，正逆急也。支满者，胀也。溺失者，冲脉之邪干肾也。若见此脉象，皆可从此辨治，非徒虚一端。按督、任、冲三脉，直行上下，发源最中，故见于脉亦皆直上直下也。直上直下者，即三部俱长透之义。若直上下而浮，则气张扬，阳象也，故属督。若直上下而

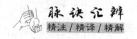

紧，则势敛束，阴象也，故属任。若直上下而牢，则体坚实，有余之象也，故属冲。

【原文】

寸口丸丸①，紧细实长，男疝女瘕，任脉可详。

【提要】

此段论述了任脉的脉形及主病。

【注释】

①寸口丸丸：寸口，统寸关尺三部言也。丸丸，动貌。

【译文】

寸关尺三部脉紧实细长属任脉。男子疝气，女子瘕聚，均为任脉所主。

【解析】

任脉总诸阴之位，其脉起于胞中，循腹里，为经络之海。其浮而外者，循腹里上行于咽喉，别而络唇口。《难经》亦云："起于中极之下，以上毛际，循腹里，上关元，至咽喉。"盖七疝之发，多起于前阴少腹之间，任脉所经之地，即或属他经，未有不以任脉为原者。瘕乃女子之病，发亦在任脉界分。此云寸口者，统寸关尺三部言也。丸丸，动貌。紧细实长，寒邪盛而实也。男疝女瘕，则苦少腹绕脐下引阴中切痛等证。

【原文】

直上直下①，尺寸俱浮；中央②浮起，督脉可求。腰背僵痛风痫为忧。

【提要】

此段论述了督脉的脉形及主病。

【注释】

①直上直下：脉来直上直下，即为弦长。
②中央：指关脉。

【译文】

脉弦长，寸关尺三部俱浮，属督脉。腰背僵痛、风痫为督脉所主。

【解析】

洁古云："督者，都也，为阳脉之都纲。其脉起于少腹以下骨中央，女子入系庭孔之端，络阴器，绕篡，绕臀，至少阴。其男子循茎下至篡，与女子等。其少腹直上者，贯脐中央，上贯心，入喉，上颐环唇，上系两目之下中央。其脉之别，名曰长强，夹脊上项，散上头，下当肩脊，抵腰中，入循膂，络肾。自目内眦上额，下循膂，络肾，皆合太阳而并行者也。与太阳、少阴合入股内，贯脊，属肾。与太阳起目内眦，上额交颠，上入络脑，还出别下项，循肩膊内，夹髀左右，别走太阳，入贯臀。"督与太阳合行者十九，故邪客则脊强。以其贯脊也。督与太阳皆主表，而督为诸阳之总，太阳为脉阳之长，又曰巨阳。风邪从类伤阳，表必先受，故留则为癫痫疾也。癫痫时发时止，或筋脉牵引，或项背反张，虽云风伤督脉，亦太阳主筋故耳。脉来直上直下，则弦长矣。尺寸俱浮，中央亦浮，则六部皆浮，又兼弦长，故其见证皆属风家。大抵冲脉主里，督脉主表也。

【原文】

带脉周回①，关左右弹②。带下脐痛，精失不安③。

【提要】

此段论述了带脉的脉形及主病。

【注释】

①周回：环绕一周。

②左右弹：如琴弦弹手，此指脉弦。

③不安：不固。

【译文】

带脉绕行腰部一周，关脉弦，带下病、脐痛、精失不固均是带脉所主。

【解析】

带脉起于季肋，回身如带，在人腰间，故应于关。脏腑十二经络，皆过于此。或湿热下流，或风入胞宫，带脉不任，与邪俱陷，则赤白之证见。《素问·痿论》曰："带脉起于季肋

章门，前则当脐上。"故或为脐痛。《灵枢·经别》曰："肾足
少阴当十四椎出属带脉。"盖肾主藏精，带固腰脊，虚则一不
能藏，一不能固，而精有自失者矣。

【原文】

脉有反关，动在臂后，别①由列缺，移②于外络，兄乘③
弟位。

【提要】

此段论述了反关脉的走行。

【注释】

①别：分出。

②移：走向，走行。

③乘：占用。

【译文】

反关脉，其搏动位于手臂背面，由列缺穴处分出，走向外
络，就好比弟弟占用哥哥的位置。

【解析】

反关者，非无脉也，谓寸口脉不应指，而反从尺旁过肺之
列缺、大肠之阳溪，斜刺出于外络。其三部定位，九候浅深，
俱与平常应见于寸口者无异，若兄固有之位，弟窃而乘之。以
其不行于关上，故曰反关，在十万中仅见一二人，令人覆手诊
之，方可见耳。一说男左女右，得之者贵，试之勿验也。

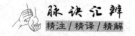

【原文】

病脉既明，吉凶当别。常脉之外，又有真脉。真象若见，短期可决①。

【提要】

此段论述了真脏脉的基本概要。

【注释】

①决：决断。

【译文】

疾病的脉象既已明了，其吉凶就可以辨别。除常脉之外，还有真脏脉。真脏脉若得见，则死亡短期可至。

【解析】

论脉，首先源派，次及流行；次则左右，男女定位；次则五脏，阴阳合时。寒热则属之迟数，内外则别之浮沉，以至虚实异形，正邪各状，因脉知病，因病识脉。病则该于疮疡女幼，脉则穷于奇经反关，可谓明且详矣。然而诸脉之外，更有所谓真脉者，大关生死，故又审别于卷末焉。夫人禀五行而生，则五行原吾身之固有，外与天地通，内与谷神（养生之神，生化之本源）合，得以默运潜行，而不显然彰露。设五脏之元真败绝，谷神不将（生化之源败绝），则五行之死形各随脏而见矣，死亡之期，可计日而断。

【原文】

心绝之脉，如操带钩①；转豆躁疾，一日②可忧。

【提要】

此段描述了心脉真气衰绝时的脉象特点。

【注释】

①带钩：古代用来拴衣服的扣子，S形，一般材质为木、金属、玉等。

②一日：心绝一日死。壬日笃，癸日死。死于亥子时，水能克火也。

【译文】

心脏真气衰绝的脉象，短而坚硬躁疾，浮取坚实如弹丸，豆粒样摆动，重按亦见躁疾不宁，或轻取坚强而不柔，重取牢实而不动。

【解析】

使其在心，则前曲而后居，柔滑全无，如转豆躁疾，则所谓累累如连珠、如循琅玕者无有也。《素问·平人气象论》曰："死心脉来，前曲后居，如操带钩，曰心死。"前曲者，谓轻取则坚强而不柔；后居者，谓重取则牢实而不动。如持革带之钩，全失冲和之气。但钩无胃，故曰心死。转豆者，即《素问·玉机真脏论》所谓"如循薏苡子累累然"，状其短实坚强，真脏脉也。又曰"心绝一日死"，"壬日笃，癸日死。死于

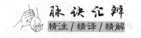

亥子时，水能克火也"。

十干以应日，一日之统十二时。甲阳乙阴，寅阳卯阴，曰木；丙阳丁阴，午阳巳阴，曰火；戊阳己阴，辰戌阳丑未阴，曰土；庚阳辛阴，申阳酉阴，曰金；壬阳癸阴，子阳亥阴，曰水。五行之中，心属丁火，壬为阳水，水来克火，幸一阳未灭，尚不至死。延至癸日，阴水正旺，阴乘阳亡，故危在壬日，死在癸日。以时辰计，一日之中，亥子水气主时，心火不任克伐，故死。死，指病情危重。胃气败绝，真脏脉出，一行之气独见寸口，结合五脏五行干支配属，估量转归预后，得天时之助则生，受天时之伐则笃，但不必拘于既定日数，旨在明乎阴阳消长，五行生克，天人相应之理。下篇诸脏以此类推。

【原文】

肝绝之脉，循刀责责①；新张弓弦，死在八日②。

【提要】

此段描述了肝脉真气衰绝时的脉象特点。

【注释】

①责责：急劲貌。

②八日：《素问·平人气象论》曰："庚日笃，辛日死。死于申酉时，金能克木也。"

【译文】

肝脏真气衰绝的脉象，好像摸着刀刃，强劲弦急，有如新张弓弦，在庚辛时日的申酉时刻会比较严重。

【解析】

《素问·玉机真脏论》曰："真肝脉至，中外急如循刀刃。"《素问·平人气象论》曰："脉来急益劲，如新张弓弦，曰肝死。"又曰："肝绝八日死。"又曰："庚日笃，辛日死。死于申酉时，金能克木也。"

【原文】

脾绝雀啄①，又同屋漏；一似水流，又同杯覆。

【提要】

此段描述了脾脉真气衰绝时的脉象特点。

【注释】

①雀啄：形容脉象如鸟雀啄食。

【译文】

脾脉真气衰绝时，脉象细弱，时而搏动很快，时而又极慢，好比鸟雀啄食一般，又好比屋漏滴水，细水缓流，重按如覆杯，外表坚硬而中空，状如摇荡不定，躁急无根，脉律不整。

【解析】

《素问·平人气象论》曰："死脾脉来，锐坚如乌之喙，如鸟之距，如屋之漏，如水之流。"谓歇歇而再至，如乌喙之啄，状其硬也。或良久一至，如有屋漏，状其不能相接。至如

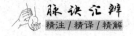

水流杯覆，则精气已脱，往而不返，倾而不扶，其可生乎？又曰："脾绝，四日死。"又曰："甲日笃，乙日死。死于寅卯时，木能克土也。"使其在脾，则坚锐连属如雀啄粒，许久一滴，二脉乍数乍疏，如屋之漏，去而不返，如水之流，止而不扬，如杯之覆，所谓和柔相离、如鸡践地者无有也。

【原文】

肺绝维何？如风吹毛，毛羽中肤，三日①而号。

【提要】

此段描述了肺脉真气衰绝时的脉象特点。

【注释】

①三日：肺绝三日死，从丙日笃，至丁日死。

【译文】

肺脉真气衰绝时是何脉象？如风吹羽毛，毛羽贴中皮肤之感，从丙日笃，至丁日死。

【解析】

《素问·平人气象论》曰："死肺脉来，如风吹毛，曰肺死。"《素问·玉机真脏论》曰："真肺脉至，如以毛羽中人肤。"皆状其散乱无绪，但毛而无胃气也。又曰："肺绝三日死。"又曰："丙日笃，丁日死。死于午未时，火能克金也。"使其在肺，上则微茫，下则断绝，无根萧索，所谓厌厌聂聂、如落榆荚者无有也。脉象大而虚软，好比羽毛着在皮肤上一

210

样。即漂浮无根，还萧索零散；又好比麻子仁的转动，轻虚而涩，并不圆活；又好比水面的波浪，来去极快，模糊不清；又浮取虚弱无力，按之如葱叶之外薄中空，沉取无根。

【原文】

肾绝伊何？发^①如夺索，辟辟弹石，四日^②而作。

肾绝伊何？发[①]如夺索，辟辟弹石，四日[②]而作。

【提要】

此段描述了肾脉将绝时的脉象特点。

【注释】

①发：发生时。
②四日：肾绝四日死，从戊日笃，至己日死。

【译文】

肾脉真气衰微时有何表现？发生时坚搏无神，有不规则的歇止，来的时候有如弹石般坚急有力，去的时候又像解散的绳索，散乱无根，轻举坚而不柔和，重按乱如转丸，且尺部更加明显。在戊至己天的辰戌丑未时容易发作。

【解析】

《素问·平人气象论》曰："死肾脉来，发如夺索，辟辟如弹石，曰肾死。"索如相夺，其劲必甚；辟辟弹石，其坚必甚。又曰："肾绝四日死。"又曰："戊日笃，己日死。死于辰戌丑未时，土能克水也。"使其在肾，解散而去，欲藏无人，去如解索弹搏而来，所藏尽出，来如弹石，则所谓喘喘累累如

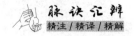

钩、按之而坚者无有也。

【原文】

命脉①将绝，鱼翔②虾游③；至如涌泉④，莫可挽留。

【提要】

此段描述了命门之脉将绝时的脉象特点。

【注释】

①命脉：命门之脉。

②鱼翔：脉象浮时忽一沉，譬鱼翔之似有似无。

③虾游：脉象沉时忽一浮，譬虾游之静中一跃。

④涌泉：状如泉之涌，非涌泉穴。

【译文】

命门之脉将绝时，其脉象浮时忽一沉，譬鱼翔之似有似无；沉时忽一浮，譬虾游之静中一跃。状类如泉之涌，无可挽救其势。

【解析】

在命门右肾与左肾同，但内涵相火，故其绝也，忽尔静中一跃，如虾之游，如鱼之翔，火欲绝而忽焰之象也。在膀胱泛滥不收，至如涌泉，以其藏津液而为州都之官，故绝形如此。盖脉之和柔得体者，胃气与之俱耳。胃气若少，即已成病；何况于无，则生生之根本先绝，而五脏其能持久哉！再察色证以决之，理当不爽也。见真脏之脉可决短期者是矣。而《素问·玉机真脏论》曰："急虚身中卒至，五脏绝闭，脉道不通，气不往来，譬于堕溺，不可为期。其脉绝不来，若人一息五六至，其形肉不脱，真脏虽不见，犹死也。"乃知有急病不必真脏脉见而卜其死者，可拘于时日哉！

【原文】

医之诊脉，将决死生。展转思维，务欲其精。穷搜博采，静气凝神。得心应手，泽及后昆①。勉哉同志，相与有成。熟读深思，如见古人。

【提要】

此段论述了医者在诊脉时的重要作用及对医者的要求。

【注释】

①后昆：亦作"后绲"，即后嗣、子孙。

【译文】

诊脉，能直接影响到医者能否正确诊断疾病。故要转动大脑思维使其精准；要凝神静气，认真在脑海中搜索符合指下诊察的脉象；心手相应、运用自如，才能泽被后世子孙。故要为了同一个目标而互相勉励，有所成就。熟读深思前人书籍，才能真正理解古人留下的思想与经验。

【解析】

夫人命至重，故医者非仁爱不可托也，非聪明不可任也，非淳良不可信也。古之为医，必上通天道，使五运六气变化郁

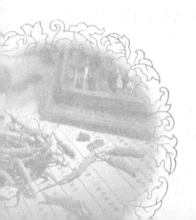

复之理，无一不精；中察人身，使十四经络，内而五脏六腑之
渊涵，外而四肢百骸之贯串，无一不彻；下明物理，使昆虫草
木之性情气味，无一不畅。及乎诊视之际，涤除嗜欲，虚明活
泼，贯微达幽，不失细小，其智能宣畅曲解，既如此，其德能
仁恕博爱又如彼，而犹不敢以为是，谛察深思，务期协中，造
次之际，罔敢或肆者也。学人肯虚衷求益，则承蜩运斤，技艺
高超，许入岐黄之室矣。当共勉其志，以克底于大成也。

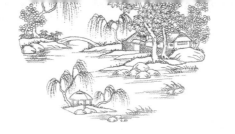

第四章　望、闻、问三诊

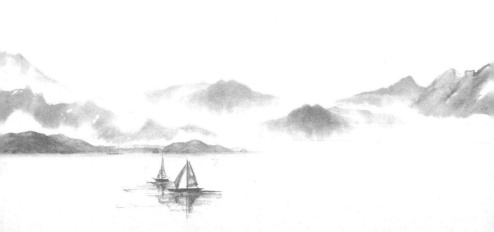

一、望　诊

【原文】

善诊察色，变化相移①；得失在望，断之不移。

【提要】

此段论述了望诊的重要性。

【注释】

①相移：指变化一致。

【译文】

诊病应察其形气色泽，大都气盛形盛，气虚形虚，是相得也，故可治。气色明润，血气相营，故易已。若形与气两不相得，色夭枯而不明润，故难治。

【解析】

凡诊治疾病，当察形气色泽，脉之盛衰。色脉之法，色之明润，脉之有胃，则病易治。色、脉之变，皆与四时阴阳变化相应。合色脉之法，圣神所最重，治病之权舆也。色者目之所见，脉者手之所持，而两合之，下合五行休旺，上副四时往来，要未可与中人以下者道也。合之维何？五脏之色在王时见者，春苍、夏赤、长夏黄、秋白、冬黑。五脏所主外荣之常白当肺当皮，赤当心当脉，黄当脾当肉，青当肝当筋，黑当肾当骨。五脏之脉，春弦、夏钩、秋毛、冬石，强则为太过，弱则为不及。四时有胃曰平，胃少曰病，无胃曰死。有胃而反见所胜之脉，甚者今病，微者至其所胜之时而病，此非显明易推者乎？

【原文】

五脏六腑，各有部分，额至阙庭①，上属咽喉。阙循鼻端，五脏之应。内眦夹鼻，下至承浆，属于六腑。表里各别。自颧下颊，肩背所主，手之部分。牙车下颐，属股膝胫，部分在足。

【提要】

此段论述了脏腑躯体与颜面各部关系。

【注释】

①阙庭：指眉之间和额部。《灵枢·五色》曰："阙者，眉间也；庭者，颜也。"明·张景岳《类经·色藏部位脉病易难》注曰："颜为额角，即天庭也。"

②眦：眼眶。《说文解字》曰："目匡也。"

【译文】

五脏六腑在颜面部位各有所属，自额而下阙庭上，属咽喉之部分也。自阙中循鼻而下鼻端，属五脏之部分也。自内眦夹鼻而下至承浆，属六腑之部分也。自颧而下颊，属肩背手之部分也。自牙车以下颐，属股膝足之部分也。

【解析】

《灵枢·邪气脏腑病形》曰："十二经脉，三百六十五络，其气血皆上于面而走空窍。"故面部分候五脏六腑。《黄帝内经》关于面部分候，有两种不同分法。一见于《灵枢·五色》，适用于杂病辨证；一见于《素问·刺热》："肝热病者，左颊先赤；心热病者，颜先赤；脾热病者，鼻先赤；肺热病者，右颊先赤；肾热病者，颐先赤。"适用于外感热病辨证。

【原文】

脏腑色见，一一可征①。庭者首面。阙上咽喉。阙中者肺。下极为心。直下者肝。肝左为胆。肝下属脾。方上者胃。中央大肠。夹大肠者，北方②之肾。当肾者脐。面王③以上，则为小肠。面王以下，膀胱、子处④。

【提要】

此段具体论述了五脏六腑发生病变在面部各自分布位置的反映。

【注释】

①征：指迹象。
②北方：北在五行中属水，肾在五行中亦属水。
③面王：即鼻准，俗称鼻尖。
④子处：即子宫。

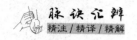

【译文】

五脏六腑所主之色，在颜面各部一一都有体现。眉心的上部反映咽喉的状况；两眉之间反映肺的状况；两目之间反映心的状况；两目之间正下方的鼻柱部位，则反映肝的状况；肝所主部位的左面，反映胆的状况；鼻头反映脾的状况；鼻翼反映胃的状况；面颊的中央部位，反映大肠的状况；夹大肠所主部位的外侧，反映肾的状况；在身体上肾与脐正相对，所以肾所主部位的下方，反映脐的状况；鼻头的外侧上方，反映小肠的状况；鼻头下方的人中沟，反映膀胱和子宫的状况。

【解析】

《灵枢·五色》曰："庭者，首面也。阙上者，咽喉也。阙中者，肺也。下极者，心也。直下者，肝也。肝左者，胆也。下者，脾也。方上者，胃也。中央者，大肠也。夹大肠者，肾也。当肾者，脐也。面王以上者，小肠也。面王以下者，膀胱、子处也。"五脏六腑皆能分属颜面各部，善察颜面各部的变化，有利于对五脏六腑内部病变的诊断。

【原文】

更有肢节，还须详察。颧应乎肩。颧后为臂。臂下者手。目内眦上，属于膺①乳。夹绳②而上，为应乎背。循牙车③下，为股之应。中央者膝。膝下为胫。当胫下者，应在于足。巨分④者股。巨屈⑤膝膑。

【提要】

此段论述了肢体发生病变时在面部各自分布位置的反映。

【注释】

①膺：胸。明·张景岳《类经·色藏部位脉病易难》曰："胸两旁高处为膺。膺乳者，应胸前也。"

②绳：耳郭根部前面附着在侧头部的边缘部位。明代医家张景岳《类经·色藏部位脉病易难》曰："颊之外曰绳。"

③牙车：下颚骨，即下牙床。《左传·僖公五年》曰："辅车相依。"晋·杜预注："辅，颊辅；车，牙车。"孔颖达疏："如此诸文，牙车、颔车，牙下骨之名也。"

④巨分：口角两侧大纹处。明·张景岳《类经·色藏部位脉病易难》曰："巨分者，口旁大纹处也。"

⑤巨屈：指颊下曲骨处。明·张景岳《类经·色藏部位脉病易难》曰："巨屈，颊下曲骨也。"

【译文】

还有四肢关节在面部所主部位，也应仔细观察。两颧反映肩部的状况；两颧的外侧反映臂的状况；臂所主部位的下方，反映手的状况；内眼角的上方，反映胸部和乳房的状况；面颊外侧耳边的上方，反映背的状况；沿着颊车向下，反映大腿的状况；上下牙床中间的部位，反映膝的状况；膝所主部位的下方，反映小腿的状况；小腿所主部位的下方，反映足的状况；口角的大纹处，反映大腿内侧的状况；面颊下方曲骨的部位，反映膝部髌骨的状况。

【解析】

内而脏腑，外而肢节，皆能分属颜面各部，故望面能知其病位。面、眼、耳、舌、寸口、尺肤等局部，也都能反映生命个体内在脏腑经络气血的异常变化。这一思想充分体现了中医学的整体观念，即生命体的任何一部分，都是整个生命体的缩影。

【原文】

部分已精，须合色脉。五色外见，为气之华。如帛裹朱，赤色所尚①。若使如赭②，其凶难治。白如鹅羽，不欲如盐。青如苍璧，蓝色可憎。罗裹雄黄，中央正色。设如黄土，败绝之应。黑如重漆，所虑地苍。五色吉凶，求之勿失。

【提要】

此段论述了五色变化与疾病的关系。

【注释】

①尚：应该，应当。
②赭：凝固呈赤黑色的败血。赭，即死血、赭石之色，死红色也。

【译文】

夫气由脏发，色随气华。如青、黄、赤、白、黑者，色也。如帛裹朱，如鹅羽，如苍璧，如罗裹雄黄，如重漆，或有鲜明外露，或有光润内含者，皆气也。气至而色彰，皆为好的现象。若赤如赭，白如盐，青如蓝，黄如土，黑如地苍，皆为病重，由此观之，则色与气固不可须臾离也。然而外露者不如

内含，内含则气藏，外露则气泄。亦犹脉之弦钩毛石，欲其
微，不欲其甚。

【解析】

气由脏发，色随气华。色为脏腑气血的外荣，故五脏各有
所主之色。任何一色，须明润含蓄，方为有神之色。清代名
医程钟龄曰："大抵五色中须以明润为主，而明润中须有蕴蓄，
若五色之精华尽发越于外，而无所蓄，亦非佳兆也。"故李氏
强调，若面色过于彰露，则脏气外泄，乃无胃气之征。病色又
有善恶之分。所谓善色，指色光明润泽，虽病而脏腑精气未
衰，胃气尚能上荣。所谓恶色，指色枯槁晦暗，也是脏腑精气
已衰，胃气不能上荣。故诊病必望五色善恶，判病之吉凶。

【原文】

白当①肺辛，赤当心苦，青当肝酸，黄当脾甘，黑当肾
咸。白则当皮，赤则当脉，青则当筋，黄则当肉，黑则当骨。

【提要】

此段论述了五色与五脏、五味及皮、脉、筋、肉、骨的关系。

【注释】

①当：理当，应当，相合。

【译文】

白色、辛味与肺相合，红色、苦味与心合，青色、酸味与
肝相合，黄色、甜味与脾相合，黑色、咸味与肾相合。所以，

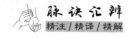

白色与皮毛相合，红色与血脉相合，青色与筋相合，黄色与肌肉相合，黑色与骨相合。

【解析】

此《素问·五脏生成》所载，以五色分配五脏及皮、脉、筋、肉、骨也。白则当皮者，以肺色属白，肺主皮毛。余仿此。

【原文】

五脏之色，皆须端满①；如有别乡②，非时之过。其色上锐③，首空上向；下锐下向，左右如法。

【提要】

此段论述了五色出现的位置方向与疾病的关系。

【注释】

①端满：端谓无邪，满谓充足。
②别乡：乡，同"向"，指别的位置。
③锐：尖锐。

【译文】

五脏所主之色，应该满合时日。若主色之外，别部又见一色也。如赤见于鼻尖，则非其部；不当见而见，又非其时矣。病色的形状，上部呈尖锐状的，表明头面部正气虚弱，邪气有向上发展的趋势。下部呈尖锐状的，则身体下部正气虚弱，邪气有向下发展的趋势。左侧或右侧呈尖锐状，与上部和下部的诊断意义一致。

【解析】

张景岳《类经·色藏部位脉病易难》注曰："色者，言正色也。正色凡五，皆宜端满。端谓无邪，满谓充足。有别乡者，言方位时日各有所主之正向也。别乡赤者，又言正向之外，而有邪色之见也。赤如榆荚见于面王，非其位也。不当见而见者，非其时也，是为不日。不日者，失其常度之谓。此单举赤色为喻，而五色之谬见者，皆可类推矣。乡，同"向"。五色，应该出现在其所属部位，若出现在其他部位，则为病色。病色、本色相生，则疾病向愈；病色、本色相克，则预后不良。从色观向，从病色尖端所指方向，是正气亏虚之处，即是病邪发展方向。

【原文】

五脏五色，皆见于面；相应于脉，寸尺是践[1]。假令色青，脉当弦急。如色见赤，浮大而散。色黄缓大。色白之征，浮涩而短。其色黑者，沉濡而滑。色青浮涩，或大而缓，名为相胜。浮大而散，若小而滑，名为相生。沉浊为内，浮泽为外。察其浮沉，以知浅深。察其泽夭[2]，以观成败。察其散抟[3]，以知远近。视色上下，以知病处。色明不显，沉夭为甚；若无沉夭，其病不甚。

【提要】

此段论述了脉与五色及与疾病的关系。

【注释】

①践：顺着，顺应。

②泽夭：明润枯槁。

③散抟：聚散。

【译文】

五脏有五色，皆可在面部见到，也当与寸关尺脉相顺应。假设色青，其脉应当弦而急。若见色赤，其脉浮大而散。色黄，其脉中缓而大。色白，其脉浮涩而短。色黑，其脉沉涩而滑。即脉与色相顺应。见青色者，为肝色也。脉浮涩而短者，肺之脉也。大而缓者，脾之脉。浮大而散者，心之脉也。小而滑者，肾之脉也。假令肝之色而得肺之脉，脉胜色矣；得脾之脉，色胜脉矣；得心之脉，色生脉矣；得肾之脉，脉生色矣。面色沉滞晦暗者，主在里、在脏的病变。浮露而鲜明的，主在表、在腑的病变。人体发生病变，面部就会出现相应位置的色，观察面色的润泽与晦暗，就能推测疾病预后的好坏。观察五色的散漫和聚结，则能了解病程的长短。观察五色出现在面部的位置，便能判断疾病发生的部位。面色不呈现应有的明润，却见沉滞枯槁，病情严重。面色虽然不明润光泽，但是没有沉滞枯槁现象的，病情不重。

【解析】

色脉相参，通过色脉相生相克，能更为全面地把握病情。《灵枢·邪气脏腑病形》曰："色青者，其脉弦也。赤者，其脉钩也。黄者，其脉代也。白者，其脉毛。黑者，其脉石。见其色而不得其脉，反得其相胜之脉，则死矣；得其相生之脉，则病已矣。"对于色脉相参的重要性，正如《丹溪心法》所说："诚能察其精微之色，诊其微妙之脉，内外相参而治之，则万举万全之功，可坐而收矣。"以色之沉浮、明润枯槁、聚散知病之深浅、吉凶、远近。

【原文】

黄赤为风，青黑为痛，白则为寒，黄则为膏[①]，润[②]则为脓，赤甚为血。

【提要】

此段论述了五色合病的情况。

【注释】

①膏：融化的油脂。《说文解字》曰："膏，肥也。"《三国志·周瑜传》："实以薪草，膏油灌其中。"

②润：雨水下流。此处指润泽，油润。《说文解字》曰："润，水曰润下。"这里指皮肤油润。

【译文】

黄色和赤色主风病，青色和黑色主痛证，白色主寒证。在疮疡等外科疾病中，局部色泽黄润，软如脂膏者，是成脓的表现；局部颜色深红，是血瘀未成脓的表现。

【解析】

此以五色合病也。然《灵枢·五色》曰："其色散，驹驹

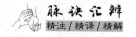

然未有聚，其病散而气痛，聚未成也。"盖言驹为小马奔逸不定，其色散无定所，气虽聚而痛为成形。故凡诊视者，病之浅深或殊，则色之聚散靡定，万不可轻视妄言也。

（一）面部

【原文】

面上白点，腹中虫积。如蟹爪路①，一黄一白，食积何疑。两颧时赤，虚火上炎。面无血色，又无寒热，脉见沉弦，将必衄血。病患黄色，时现光泽，为有胃气，自必不死；干黄少润，凶灾立应。赤现两颧，大如拇指，病虽小愈，必将卒死。黑色出庭，拇指相似，不病卒亡。冬月面惨②，伤寒已至。紫浊时病。色白而肥，气虚多痰。黑而且瘦，阴虚火旺。

【提要】

此段论述了面部望诊对疾病诊断的重要性。

【注释】

①蟹爪路：形容面色如蟹爪，黄白交织。
②惨：阴暗，暗淡无光。

【译文】

面部出现白点，可知腹中有虫积。若面部颜色分布不均如蟹爪，黄白相间，可知为食积。两颧色红，为虚火上炎。若面部没有血色，又没感受寒热，脉象表现为沉弦，将必定出血。患者面部表现为黄色，色泽明润，为有胃气，病情较轻；若色泽干黄枯槁，为凶险之象。两颧出现拇指大小的赤色，即使疾病稍微好转，仍然会突然死亡。天庭出现拇指大小的黑色，虽然没有明显疾病征象，也会突然死亡。冬季面色暗淡无光，则为已经感受寒邪。紫浊者，时疫也。惨黑带紫者，邪气盛也。故见紫色，病邪为深重。患者形胖而面色白，多气虚夹痰。面黑且瘦，多阴虚火旺。

【解析】

面色紫浊，论述较少，易于忽视。清代汪洪《望诊遵经·黑色主病条目》曰："紫浊者，时疫也。惨黑带紫者，邪气盛也。"故见紫色，病邪为深重。医者在诊病时应重视面部的望诊，与疾病关系密切。

（二）目部

【原文】

目赤色者，其病在心。白病在肺。青病在肝。黄病在脾。黑病在肾。黄而难名，病在胸中。白睛黄淡，脾伤泻痢。黄而且浊，或似烟熏，湿盛黄疸。黄如橘明，则为热多。黄间青紫，脉来必芤，血瘀胸中。眼黑颊赤，乃系热痰。眼胞上下，有如烟煤，亦为痰病。眼黑步坚，呻吟不已，痰已入骨，遍体酸痛。眼黑面黄，四肢痿痹，聚沫风痰，随在皆有。目黄心烦，脉大病进；目黄心烦，脉和病愈。目睛晕黄，衄则未止。目睛黄者，酒疸已成。黄白及面，眼胞上下，皆觉肿者，指为谷疸①，心下必胀。明堂眼下，青色多欲，精神劳伤，不尔未睡。面黄目青，必为伤酒。面无精光，齿黑者危。瘰疬赤脉，贯瞳②者凶；一脉一岁，死期已终。目间青脉，胆滞掣痛。瞳子高大，太阳不足。病患面目，俱等无疴③。面黄目青，面黄目赤，面黄目白，面黄目黑，此有胃气，理皆不死。面赤目白，面青目黑，面黑目白，面赤目青，此无胃气，皆死何辞。眼下青色，伤寒夹阴。目正圆者，太阳经绝，痉病④不治。色青为痛。色黑为劳。色赤为风。色黄溺难。鲜明留饮。目睛皆钝，不能了了⑤，鼻呼不出，吸而不入，气促而冷，则为阴病。目睛了了，呼吸出入，能往能来，息长而热，则为阳病。

【提要】

此段论述了望目的重要性及与四诊信息相结合来诊病。

【注释】

①谷疸：黄疸类型之一。因于饱食失节，饥饱不匀，湿热、食滞阻遏中焦所引起。

②贯瞳：见于赤脉贯瞳，病证名。见《原机启微》，又名赤脉贯目。《证治准绳·杂病》认为：本病"赤脉不论粗细多少，但在这边气轮上起，贯至风轮，经过瞳外，接连那边气轮者，最不易治，且难退而易来。"

③疴：重病。

④痉病：一种脊背强直的病证。

⑤了了：明白，清楚。《伤寒论·辨阳明病脉证并治》："伤寒六七日，目中不了了，精不和……宜大承气汤。"

【译文】

目见赤色的病在心，见白色的病在肺，见青色的病在肝，见黄色的病在脾，见黑色的病在肾，黄色而兼见其他色而不能辨明的，主病在胸中。白睛颜色淡黄，脾虚而生泄痢。颜色黄而混浊，兼脸如烟熏，提示为湿盛黄疸。目部颜色黄如橘子般明亮，表示热盛。目黄兼青紫，脉象必然为芤脉，此为胸中有瘀血集聚。眼黑面红，乃为身体有痰热之象。眼胞上下跳动，如有烟煤异物迷眼，也提示身体有痰热。眼部发黑，行动艰难并呻吟者，提示痰已入骨，全身酸痛不适。眼部发黑兼见面色发黄，肢体弛缓、软弱无力，为风痰。目部发黄且心烦者，若脉大则病情加剧，若脉缓则病情向愈。若目睛泛黄，衄血不止。目睛发黄，则病为黄疸。目部及颜面发白，眼胞上下跳动，自觉颜面浮肿，则为谷疸（黄疸的一种），胃脘部胀满。鼻与眼中间色青为欲望较强，精神劳倦未睡。面黄目青，一定为饮酒过度。面目无光且齿黑者，病情危重。瘰疬兼见眼中有赤脉，从上下贯瞳子的，是病情恶化的征兆。出现一条赤脉的，死期当在一年。目部见青脉，为肝胆瘀滞牵引疼痛。若瞳孔凸出，为足太阳经病变。患者颜面与目部颜色一致，病情较轻。面黄兼见目青或目赤、目白、目黑，此为胃气未衰，理当能治。面赤目白，面青目黑，面黑目白，面赤目青，此为胃气已衰，皆为病危。双目大睁无神，太阳经绝，为脊背强直性疾病。色青为痛证，色黑为水为劳，黄色为上寒下热，则小便难。面目鲜明，内有留饮。眼睛迟钝，视物不清，呼吸困难，气促且自觉寒冷，则为阴证，反之则为阳证。

【解析】

望目不离神、色、形、态，但更重要的是四诊相参。如目黄心烦，脉大病进；目睛了了，呼吸出入等。本条着重强调了

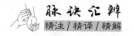

面色和目色相参，面有黄色，则胃气在而不死；若面无黄色，则胃气已绝。

（三）鼻部

【原文】

鼻头微黑，为有水气①。色见黄者，胸上有寒②。色白亡血。微赤非时，见之者死。鼻头色黄，小便必难。余处无恙，鼻尖青黄，其人必淋。鼻青腹痛，舌冷者死。鼻孔忽仰，可决短期。鼻色枯槁，死亡将及。鼻冷连颐③，十无一生。

【提要】

【注释】

①水气：水饮内停。
②寒：水饮。
③颐：面颊，腮。

【译文】

鼻部色现微黑，黑为水色，体内水饮内停。色黄是指面色黄，不单纯指鼻部，水饮停于胸膈之间。面色白主失血过多。如亡血之人面色反现微赤，又不在气候炎热之时，此为血去阴伤，虚阳上浮，为病危之象。鼻头黄色，又主胸中有寒，寒则水谷不运，故小便难。鼻头青黄，小便必淋沥不尽。鼻头青，腹中痛也，若出现舌冷的现象为死证。吸气时鼻部上仰，吸气急促困难，为病危。鼻部颜色枯槁，此人将死。鼻与脸颊皆冷，必死无疑。

【解析】

本条引用《金匮要略·脏腑经络先后病脉证第一》："问曰：病人有气色见于面部，愿闻其说。师曰：鼻头色青，腹中痛，苦冷者死；鼻头色微黑色，有水气；色黄者，胸上有寒；色白者，亡血也。设微赤，非时者死。其目正圆者痓，不治。又色青为痛，色黑为劳，色赤为风，色黄者便难，色鲜明者有留饮。"来说明望鼻色的重要性。关于这条条文，学者有不同认识，有人认为"色黄者，胸上有寒；色白者，亡血也。设微赤，非时者死"不是指鼻头之色，而是指面色。

（四）血脉

【原文】

诊血脉①者，多赤多热；多青多痛；多黑久痹②；赤黑青色，皆见寒热。

【提要】

此段论述了察血脉颜色在疾病诊断中的重要性。

【注释】

①血脉：即络脉。
②痹：即痛证。

【译文】

诊察络脉时，若皮肤多赤色络脉的多属热证，多青色的多

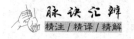

属痛证，多黑色的是久痹，若赤、黑、青皆多而兼见的，为寒热病，身体疼痛。

【解析】

血脉即络脉，肌皮嫩薄者，视之可见。臂多青脉，则曰脱血。络中血脱，故不红而多青。

（五）毛发

【原文】

发枯生穗，血少火盛。毛发堕落，卫疏有风；若还眉堕，风证难愈。头毛上逆，久病必凶。

【提要】

此段论述了毛发的改变与疾病的关系。

【译文】

头发干枯如稻穗不柔顺，为体内血虚热盛，精血不能荣养毛发所致。毛发易脱落，为卫虚而受风邪。若兼见脱落，风证很难治愈。头发向上逆着生长，若久病见此，必为凶险之征。

【解析】

血枯不荣，如枯草不柔顺而劲直，小儿疳病多此，亦主有虫。

（六）形体

【原文】

大体为形，形充者气。形胜气者，必主夭亡。气胜形者，寿考①之证。气实形实，气虚形虚。形盛脉细，气难布息，已濒于危。形瘦脉大，胸中多气，可断其死。肥人中风，形厚气虚；痰壅气塞，火冲暴厥。瘦人阴虚，血液衰少；相火易亢，故多劳嗽。病人形脱，气盛者死。形体充大，皮肤宽缓，定臻②耄耋③；形体充大，皮肤紧急，当为夭折。形盛气虚，气盛形虚，形涩脉滑，形大脉小，形小脉大，形长脉短，形短脉长，形滑脉涩，肥人脉细，羸人脉躁，俱为凶候。血实气虚，则体易肥；气实血虚，则体易瘦。肥者能寒。瘦者能热。美髯及胸，阳明有余；髯少而短，阳明不足。坐垂④一脚，因有腰痛。行迟者痹，或表素强，或腰脚痛，或有麻木，渐成风疾。里实护腹，如怀卵物，心痛之证。持脉而欠⑤，知其无病。息摇肩者，心中坚急。息引胸中，上气者咳。息而张口，必乃短气，肺痿吐沫。掌寒腹寒，掌热阴虚。诊时病人，叉手扪心，闭目不言，心虚怔忡。仓廪不藏，门户不要。水泉不止，膀胱不藏。头倾视深，精神将夺。背曲肩随，府将坏矣。腰难转摇，肾将惫矣。膝为筋府，屈伸不能，行则偻俯⑥，筋将惫矣。骨为髓府，不能久立，行则振掉，骨将惫矣。眼胞十指，肿必久咳。

【提要】

此段论述了诊形体与疾病的关系。

【注释】

①寿考：年高，长寿。《诗·大雅·棫朴》曰："周王寿考，遐不作人。"东汉末年经学家郑玄笺云："文王，是时九十馀矣，故云寿考。"

②臻：到，达到。《说文解字》曰："臻，至也。"

③耄耋：指高龄，高寿。三国曹操《对酒》诗曰："人耄耋，皆得以寿终。"

④垂：接近。

⑤欠：呵欠。

⑥俛俯：弯下身子。

【译文】

人以形而立，形体壮实者则气充实，若形体胖大而气虚者，必体弱多病。若精气神旺盛而形体略瘦，为长寿的征象。气充实的，形体也壮实；气虚弱的，形体也虚弱。形体盛，脉反细，气短，呼吸困难，危险；如形体瘦弱，脉反大，胸中喘满而多气的是死亡之征。肥人多患中风，以形体胖大且气虚，难以周流而多郁滞生痰，痰壅气塞成火而多暴厥。瘦人多阴虚，精血衰少；阴虚则阳亢，故多患肺痨咳嗽等疾病。若患者正气虚弱，而邪气较盛，为病危的征象。形体壮实且皮肤松弛有度，为长寿之征，反之则为短寿。形体壮实而气虚，气充足而形体瘦弱，形体瘦弱而脉滑、脉大，形体胖大而脉小，形体偏高而脉短，形体矮小而脉长，形体饱满而脉细小艰涩，肥胖之人出现细脉，虚弱之人脉反躁动，这些皆反常之象，为凶险的征兆。精血充实而气虚，则形体易肥胖，气盛而精血亏虚，则形体多瘦，胖者耐寒，瘦者耐热。头发多且长者，阳明胃经充实，反之则不足。不能正坐者，为腰部疼痛。行动迟缓者为痹症，或筋脉强急的病变，或腰腿痛，或身体麻木，日久将半身不遂。双手护腹，似怀抱鸡蛋不肯放手，惧怕人触碰的，为脘腹疼痛。医生诊脉时，其打呵欠者，为无病。呼吸困难而摇肩者，心中坚急不舒。呼吸牵引着胸中的运动，若气逆者则表现咳嗽。呼吸需张口，提示短气。若肺痿，临床以咳吐浊唾涎沫为主症。掌心寒则腹痛，掌心热则阴虚。病人就诊时，双手扪胸，闭目不言，为心气虚弱而怔忡。脾胃不能藏纳水谷精气而泄利不禁的，是中气失守、肛门不能约束的缘故。小便不禁的，是膀胱不能闭藏的缘故。若见到头部低垂，目陷无光的，是精神将要衰败。背悬五脏，为胸中之府，若见到背弯曲而肩下垂的，是胸中脏气将要败坏。肾位居于腰，故腰为肾之府，若见到不能转侧摇动，是肾气将要衰惫。膝是筋汇聚的地方，所以膝为筋之府，若屈伸不能，行路要曲身附物，这是筋的功能将要衰惫。骨为髓之府，不能久立，行则振颤摇摆，这是髓虚，骨的功能将要衰惫。眼胞与十指均肿大，则必定久咳。

【解析】

"持脉而欠，知其无病"引自张仲景《伤寒论·平脉法》："师持脉，病人欠者，无病也。"《灵枢·口问》曰："阳引而上，阴引而下，阴阳相引，故数欠。"张景岳《类经·口问十二邪之刺》注曰："欠者，张口呵吸，或伸臂展腰，以阴阳相引而然也。夫阳主昼，阴主夜；阳主升，阴主降。凡人之瘤寐，由于卫气。卫气者，昼行于阳，则动而为瘤；夜行于阴，则静而为寐。故人于欲卧未卧之际，欠必先之者，正以阳气将入阴分，阴积于下，阳犹未静，故阳欲引而升，阴欲引而降。上下相引，而欠由生也。今人有神疲劳倦而为欠者，即阳不胜阴之候。"故欠者，引阳气而入阴，其阴阳相交为和，则无病。

（七）死证

【原文】

尸臭舌卷，囊缩肝绝。口闭脾绝。肌肉不滑，唇反胃绝。发直齿枯，遗尿肾绝。毛焦面黑，直视目瞑①，阴气已绝。睛陷系②倾③，汗出如珠，阳气已绝。病后喘泻，脾脉将绝。目若正圆，手撒戴眼，太阳已绝。声如鼾睡，吐沫面赤，面黑唇青，人中肿满，唇反出外，发眉冲起，爪甲肉黑，手掌无纹，脐凸趺肿，面青欲眠，目视不见，汗出如油，肝绝之期，在于八日。眉倾胆死，手足甲青，或渐脱落，呼骂不休，筋绝之期，亦如于肝。肩息直视，心绝立死。发直如麻，不得屈伸，自汗不止，小肠绝也，六日而死。口冷足肿，腹热胪胀④，泄利无时，乃为脾绝，五日而死。脊痛身重，不可反覆，乃为胃绝，五日而死。耳干背肿，溺⑤血屎赤，乃为肉绝，九日而死。口张气出，不能复返，乃为肺绝，三日而死。泄利无度，为大肠绝。齿枯面黑，目黄腰折，自汗不休，乃为肾绝，四日而死。齿黄枯落，乃为骨绝。

【提要】

此段论述了死证的常见表现。

【注释】

①目暝：目暝：目昏眩。张仲景《伤寒论·太阳病脉证并治》中第46条："服药已，微除，其人发烦目暝；剧者，必衄，衄乃解。"清·吴谦《医宗金鉴·订正仲景全书伤寒论注·辨少阴病脉证并治全篇·苦酒汤方》："热甚于上，则头痛、目暝、衄血；热甚于下，则腹痛、尿难、便血。"

②系：指目系。《普济方·卷四·方脉总论·察声色决死生法》："病患目系倾者七日死。"清·吴谦《医宗金鉴·刺灸心法要诀》："目系者，目睛入脑之系也。"

③倾：塌陷。

④胪胀：腹胀。唐·柳宗元《志从父亲宗直殡》："读书不废早夜，以专故，得上气病，胪胀奔逆，每作，害寝室，难俯仰。"

⑤溺：小便。

【译文】

患者散发出尸臭味，伴舌体卷缩，阴囊上缩，为肝气绝。口闭而不开为脾气绝。肌肉失去光泽，兼见口唇外翻为胃气绝。头发直立且牙齿枯槁，兼见遗尿为肾气绝。毛发干焦且面色发黑，两眼发直无神或昏眩，为阴气已绝。目眶塌陷，汗出如珠，为阳气衰竭。病后兼见喘息泄泻，为脾脉将要衰竭。双目直视，或撒手双目直视，太阳已绝。声如熟睡之鼾声，口吐白沫兼两颧发红，或面黑唇青，人中肿满，口唇外翻，水肿而致眉毛外凸，爪甲肌肉泛黑，手掌浮肿致使掌纹消失，脐凸且脚背浮肿，或面色发青嗜睡，视物模糊，汗出如油，此为肝绝，患者可存活八天。眉毛塌陷者胆死，手足指甲泛青，或毛发逐渐脱落，呼叫怒骂不止，为筋绝，也类似于肝绝。喘息抬肩，此为心绝，病危。头发直立，身体僵硬不能屈伸，自汗不止，此为小肠绝，能活六天。口唇冷兼足部浮肿，腹部发热且肿胀，泄利频繁，此为脾绝，能活五日。后背疼痛伴身体困重，不能翻转，此为胃绝，能活五日。耳轮干枯伴身背浮肿，大小便出血，此为肉绝，能活九日。张口喘气，吸气困难，此为肺绝，能活三日。泄利频繁没有节制，此为大肠绝。牙齿枯槁，面色发黑，眼睛发黄伴腰部屈曲不伸，自汗不止，此为肾绝，能活四日。牙齿发黄干枯易脱，此为骨绝。

（八）五脏绝证

【原文】

五脏已夺①，神明不守，故作声嘶。循衣摸床②，谵语③不休，阳明已绝。妄语④错乱，不语失音⑤，则为热病，犹或可生。脉浮而洪，身汗如油，喘而不休，乃为肺绝。阳反独留，形如烟熏，直视⑥摇头，乃为心绝。唇吻反青，漐漐⑦汗出，乃为肝绝。环口黧黑，柔汗⑧发黄，乃为脾绝。溲便遗失，狂言⑨直视，乃为肾绝。阴气先绝，阳气后竭，临死之时，身面必赤，腋温心热。水浆不下，形体不仁⑩，乍静乍乱，乃为胃绝。六腑气绝，足冷脚缩。五脏气绝，便利不禁，手足不仁。

【提要】

此段论述了五脏、六腑精气绝的表现。

【注释】

①夺：夺取，失去。

②循衣摸床：两手不自主地抚捻衣被或以手循摸床沿。

③谵语：神志不清，胡言乱语。

④妄语：即妄言。

⑤失音：语言错妄。神清而声音嘶哑，甚至不能发出声音的症状。

⑥直视：目睛不能转动。

⑦漐漐：音（zhe），形容微汗出如毛毛雨。

⑧柔汗，又称油汗、冷汗。

⑨狂言：语无伦次，狂躁妄语，精神错乱的表现。

⑩不仁：谓不柔和也。

【译文】

五脏精气已夺，精神不能内守，则声音嘶哑。循衣摸床，胡言乱语不止，则阳明精气已尽。语言错妄，不语失音，为热病，还有治疗的可能。脉浮而洪，身出汗如油黏腻，气喘不止，是肺绝之象。阳热独存，火极如烟熏，目睛直视摇头，是心绝之象。口唇色青，微微汗出，是肝绝之象。口周围色黑，汗出色黄，是脾绝之象。小便自遗，语无伦次，是肾绝之象。阴先脱，阳绝于后，将死之时，身面必成赤色，腋、胸温热。不进水谷，形体僵硬，忽安忽静，是胃绝之象。六腑精气绝，则足冷脚缩。五脏精气绝，则小便不能控制，手足麻木。

【原文】

手太阴绝，则皮毛焦。手少阴绝，则脉不通。足太阴绝，口唇不荣。足少阴绝，则骨髓枯。足厥阴绝，筋缩引卵，渐及于舌。三阴①俱绝，眩转瞑②目。六阳俱绝，阴阳相离；腠理泄绝，汗出如珠；旦占③夕死，夕占旦死。

【提要】

此段论述了五脏绝的表现。

【注释】

①三阴：指肝、脾、肾三脏。

②矇：盲，目失明。

③占：征兆。

【译文】

肺之精气绝，则皮毛焦枯。心之精气绝，则血脉不流通。脾之精气绝，则口唇失去光泽。肾之精气绝，则骨髓干枯。肝之精气绝，则筋脉挛缩，舌卷囊缩。肝脾肾三脏精气绝，头晕目盲。六腑精气绝，阴阳分离，腠理疏松，阴液外泄，汗出如水珠之状，早上出现则晚上死，晚上出现则早上即死。

【解析】

太阴者，肺也，行气温于皮毛者也。故气不荣，则皮毛焦而津液去，津液去则皮节伤，皮节伤则皮枯毛折，毛折则毛先死，丙日笃，丁日死。手少阴，心也。心主脉，故手少阴气绝则脉不通，脉不通则血不流，血不流则色泽去，故面色黑如黧。此血先死，壬日笃，癸日死。口唇者，肌肉之本也。脉不荣，则肌肉不滑泽，肌肉不滑泽则肉满，肉满则唇反，唇反则肉先死，甲日笃，乙日死。少阴者，冬脉也，伏行而温于骨髓。故骨髓不温，则肉不着骨，骨肉不相亲，则肉濡而却，肉濡而却，故齿长而垢，发无润泽，无润泽者则骨先死，戊日笃，己日死。厥阴者，肝也；肝者，筋之合也；筋者，聚于阴器而络于舌本；故脉不荣则筋缩急，筋缩急则引卵与舌，故舌卷囊缩，此筋先死，庚日笃，辛日死。蒙者为失志，失志则志先死，死则目矇也。

（九）诊病新久

【原文】

诊其脉小，色不夺①者，乃为新病。其脉不夺，其色夺者，乃为久病。脉色俱夺，乃为久病。俱不夺者，乃为新病。

【提要】

此段论述了如何通过诊脉结合气色来判断疾病的新久。

【注释】

①夺：失于常态。

【译文】

如脉虽小而气色不失于正常的，是为新病；如脉不失于正常而气色已失于正常的，乃是久病；如脉象与气色均失于正常状态的，也是久病；如脉象与面色都不失于正常的，乃是新病。

（十）诈病

【原文】

向壁而卧，闻医惊起，而目眄①视，三言三止，脉之咽唾，此为诈病。

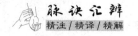

【提要】

此段论述了医生如何辨别诈病。

【注释】

①盻：怒视。

【译文】

假使病人向壁而卧，听说医师来到，并不惊慌起身，却以目怒视，几次欲说病情却又不说，给他诊脉时，吞咽唾沫的，这是伪装的假病。

【解析】

若脉和平，当言此病须针灸数处，服吐下药，然后可愈。欲以吓其诈，使彼畏惧，不敢言病耳。

二、声　诊

【原文】

肝呼应角，心言应徵，脾歌应宫，肺哭应商，肾呻应羽。五脏五声，以合五音。

【提要】

此段主要论述了五脏分别所属的五声、五音。

【译文】

肝在五音中则为角，在五声中则为呼。心在五音中则为徵，在五声中则为笑。脾在五音中则为宫，在五声中则为歌。肺在五音中则为商，在五声中则为哭。肾在五音中则为羽，在五声中则为呻。五脏与五音、五声相应和。

【解析】

《素问·阴阳应象大论》曰："视喘息，听音声，而知所苦。"盖病苦于中，声发于外，有不可诬者也。故《难经·六十一难》曰："闻其五音，以别其病。"此之谓也。

【原文】

大笑不止，乃为心病。喘气太息，乃为肺病。怒而骂詈①，乃为肝病。气不足息②，乃为脾病。欲言不言，语轻多畏，乃为肾病。前轻后重，壮厉③有力，乃为外感。倦不欲言，声怯而低，内伤不足。攒眉呻吟，必苦头痛。叫喊呻吟，以手扪心，为中脘④痛。呻吟身重，转即作楚，乃为腰痛。呻吟摇头，攒眉扪腮，乃为齿痛。呻吟不起，为腰脚痛。诊时吁气，为属郁结。摇头而言，乃为里痛。喉中有声，谓之肺鸣；火来乘金，不得其平。形羸声哑，咽中有疮，肺被火囚。声音暴哑，风痰伏火。曾系喊伤，不可断病。声嘶色败⑤，久病不治。气促喉声，痰火哮喘。中年声浊，痰火之殃。独言独语，言谈无绪，思神他寄，思虑伤神。

【提要】

此段论述了五声的变化与疾病的关系。

【注释】

①詈：责骂，指谩侮骂人。《说文解字》曰："詈，骂也。"

②气不足息：少气，气不够用。

③壮厉：形容声音洪亮有力。

④中脘：此处指胃脘部。

⑤声嘶色败：声音嘶哑，五色彻底败露，是五脏精气衰微的征象。

【译文】

患者大笑不止，病位在心。喘气善太息，病位在肺。易怒而谩侮骂人，病位在肝。气不够用，病位在脾。欲言而止，声音低怯，病位在肾。声音先轻后重且洪亮有力，为外感疾病。疲倦不欲言，声音低怯，为内伤不足。皱眉呻吟，必定患有头痛。患者大叫伴呻吟，以手扪心，为胃脘部疼痛不舒。摇头呻吟，皱眉扪腮，为齿痛。呻吟不起，为腰脚痛。就诊时常叹气，为肝气郁结。摇头而呻吟，多为脏腑痛证。喉中有水声，为肺气不利出现的喘鸣；心火袭肺，打破了原有的平衡而产生肺鸣。形体羸弱且声音嘶哑，伴咽喉生疮，为火热犯肺。若突然不能发声，为风痰引动伏火。如果曾经因暴怒喊伤而不能发声，当与疾病相区别。声音嘶哑，五色彻底败露，为久病不治之证。气息急促且喉中有声，为痰火哮喘。中年声音变得浑浊，为痰火所致。独言独语，言谈毫无思绪，常因思考别的事情而入神，为思虑伤神之证。

【解析】

语声虽发于喉，实则关于五脏。清·林之翰《四诊抉微》曰："五脏安畅，则气藏于心肺，声音能彰。"正常人语言虽有不同，但不离发音自然，声音均匀和畅，一有反常，便是病音。

【原文】

伤寒坏证，哑为狐惑①，上唇有疮，虫食②其脏；下唇有疮，虫食其肛。风滞于气，机关不利。出言謇涩，乃为风病。气短不续，言止复言，乃为夺气。衣被不敛，骂詈亲疏，神明之乱，风狂之类；若在热病，又不必论。欲言复寂，忽又惊呼，病深入骨。声音低渺，听不明彻，必心膈间，有所阻碍。细心静听，其情乃得。啾然③细长，头中之病。

【提要】

此段论述了声诊在特殊疾病诊断中的应用。

【注释】

①狐惑：病名。出自张仲景《金匮要略·百合狐惑阴阳毒病脉证并治》："状如伤寒，默默欲眠，目不得闭，卧起不安。蚀于喉为惑，蚀于阴为狐。"

②食：虫蛀那样。这里是腐蚀的意思。

③啾：小声，如"秋声啾啾"。

【译文】

伤寒误治转变为他证，声音嘶哑诊为狐惑。若兼有上唇生

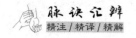

疮，为虫毒食其咽喉；若兼有下唇生疮，为虫毒食其肛门。风邪阻滞气机，导致气机升降不利，若出现言语艰涩不顺，多为中风后遗症的表现。气短不能接续，欲言不能复言，这是正气被劫夺所致。衣服不知敛盖，言语不知善恶，不辨亲疏远近的，这是神明错乱的现象，属于狂证之类的疾病。若在热病中出现症状，则又另当别论。不欲语而欲默，忽又惊呼，指疾病深入骨节也。声音低弱，听不清楚，必其胸中大气不转，出入升降之机艰而且迟，仔细判断，可知病在胸膈间矣。说话声小细长，病位在头部。

【解析】

仲景《金匮要略·脏腑经络先后病脉证第一》云："师曰：病人语声寂然喜惊呼者，骨节间病；声音暗然不彻者，心膈间病；语声啾啾然细而长者，头中病。"啾啾然细而长者，谓其声自下焦阴分而上，缘足太阳主气，与足少阴为表里，所以肾邪不齐颈而还，得从太阳部分达于颠顶。肾之本病为呻吟，肾气从太阳经脉直攻于上，则肾之呻病从太阳变动而啾唧细长，为头中病也，大都湿气混其清阳之气所致耳。

三、息　诊

【原文】

气来短促，不足以息，呼吸难应[①]，乃为虚甚。素无寒热，短气难续，知其为实。吸而微数，病在中焦。实则可生，虚者不治。上焦吸促，下焦吸远，上下睽违②，何以施疗？

【提要】

此段论述了息诊的临床意义。

【注释】

①应：接续。

②睽违：分离，分隔，离别。

【译文】

呼吸短促，不足以维持一息，难以接续，乃是虚极。平素无寒热之象，阴阳平和，气短难以接续，可知为实证。吸多呼少而脉微数，病位在中焦，实证则可治，虚证则不救。病在上焦，呼吸短促而不能通下焦，病在下焦，呼吸深长亦不能达上焦，上下不交通，如何能治疗？

【解析】

息，一呼一吸也，乃人体气机升降出入的具体表现。《难经·四难》曰："呼出心与肺，吸入肾与肝，呼吸之间，脾也。"息之出者主呼之病，而息之入者主吸之病。然病位不离上、中、下三焦，不离虚实之辨。实者，邪在上焦，气不得入而速还，吸必短；邪在中焦，肺胃不降，吸多呼少以自救；邪在下焦，气欲归而不能及，吸必远。虚者，则责于气虚，肺气虚则气无所主，中气虚则输转无力，肾气虚则摄纳无权，均为难治之证。

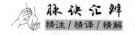

四、问　诊

【原文】

入国问俗，何况治病？本末①之因，了然胸臆②；然后投剂，百无一失。

【提要】

此段论述了问诊的重要性。

【注释】

①本末：始末，原委。指全面了解病情。

②胸臆：心中。

【译文】

去一个国家应当事先了解该国家的风俗习惯，何况为人治病？全面了解疾病的原委，然后给予适当的药物治疗，疾病大多可以治愈。

【解析】

医，仁术也。仁人笃于情，则视人犹己，问其所苦，自无不到之处。《灵枢·师传》曰："入国问俗，入家问讳，上堂问礼，临病人问所便。"使其受病本末，胸中洞然，而后或攻或补，何愁不中乎！

【原文】

凡诊病者，先问何人^①，或男或女，或老或幼，或为仆妾，寡妇师尼^②，形之肥瘦。次问得病，起于何日。饮食胃气，梦寐有无。

【提要】

此段论述了诊病应详细询问患者性别、年龄、生活起居等情况。

【注释】

①何人：此处指患者性别。
②寡妇师尼：指死了丈夫的女子或尼姑。

【译文】

大凡医生诊病之时，当先询问患者性别，是男性或女性，是老人或小孩，工作性质如何，是否为寡妇或尼姑，形体是胖还是瘦。次之当询问患者何时患病，平时食欲饮食怎么样，晚上睡眠如何，是否多梦。

【解析】

男女有阴阳之殊，脉色有逆顺之别，故必辨男女而察其所合也。年长则求之于腑，年少则求之于经，年壮则求之于脏。在人下者，动静不能自由。遭逢不偶，情多郁滞。肥人多湿，瘦人多火之类，此宜在望条。然富贵之家，多处重帏，故须详问。若不以衣帛覆手，则医者见其手，亦可得其形之大略矣。病之新者可攻，病之久者可补。肝病好酸，心病好苦，脾病好甘，肺病好辛，肾病好咸。内热好冷，内寒好温。安谷则昌，绝谷则亡。阴盛则梦大水恐惧，阳盛则梦大火燔灼，阴阳俱盛则梦相杀毁伤。上盛则梦飞，下盛则梦堕。甚饱则梦予，甚饥则梦取。肝气盛则梦怒，肺气盛则梦哭。蛲虫多则梦聚众，蛔虫多则梦自击毁伤。

【原文】

问其嗜欲，以知其病。好食某味①，病在某藏②。当分顺逆，以辨吉凶。

【提要】

此段论述了不同的嗜好欲望与疾病的发生有密切的关系。

【注释】

①某味：指五味中一种。
②某藏：结合前文，此处指特定的脏腑。

【译文】

了解患者的嗜好与欲望，从而知道其患何种疾病。偏食酸苦甘辛咸五味中的一种，则病位在其所入的脏腑。诊病时应当辨别脏腑疾病与好食是否相对应，若相应则疾病易治，反之则难治。

【解析】

物性不齐，各有嗜欲。声色臭味，各有相宜。清阳化气出乎天，故天以五气食人者，臊气入肝，焦气入心，香气入脾，腥气入肺，腐气入肾也。浊阴成味出乎地，故地以五味食人者，酸先入肝，苦先入心，甘先入脾，辛先入肺，咸先入肾也。凡脏虚必求助于味，如肝虚者欲食酸是也。此谓之顺应者，易治。若心病而受咸，肺病而欲苦，脾弱而喜酸，肝病而好辣，肾病而嗜甘，此谓之逆候；病轻必危，重者必死。

【原文】

心喜热者，知其为寒；心喜冷者，知其为热。好静恶动，知其为虚；烦躁不宁，知其为实。伤食恶食，伤风恶风，伤寒恶寒。或常纵酒，或久斋素。

【提要】

此段论述了人之喜好冷热、动静与疾病的关系。

【译文】

患者喜热，可判断为寒证；患者喜冷，可判断为热证。喜安静而恶动，可判断为虚证；若烦躁不宁，可判断为实证。饮食所伤而不欲食，感受风邪而恶风，感受寒邪而恶寒。经常嗜酒无度者，多体内有湿热。长期清淡素食者，也有因缺乏营养而导致疾病的。

【解析】

烦躁不宁者亦有属虚，然必脉来无神，再以他证参之。纵酒者，不惟内有湿热，而且防其乘醉入房。清虚固保寿之道，然亦有太枯槁而致病者。或斋素而偏嗜一物，如面筋、熟栗之类，最为难化，故须详察。

【原文】

始终境遇，须辨三常①。封君败伤，及欲侯王。常贵后贱，虽不中邪，病从内生，名曰脱营②。常富后贫，名曰失精③；五气④流连，病有所并。常富大伤，斩筋绝脉⑤；身体复行，令泽⑥不息。故伤败结，留薄归阳，脓积寒炅⑦。

【提要】

此段论述了人的境遇贵贱、贫富与疾病的关系。

【注释】

①三常：结合后文，指常贵贱、常贫富、常苦乐三种人生境遇。

②脱营：营者，阴气也。营行脉中，心之所主。心志不舒，则血无以生，脉日以竭，故为脱营。

③失精：指五脏之精，日加耗散，是谓失精。

④五气：指臊气、焦气、香气、腥气、腐气。《素问·六节藏象论》："天食人以五气。"张景岳注："天以五气食人者，臊气入肝，焦入心，香气入脾，腥气入肺，腐气入肾也。"

⑤斩筋绝脉：指筋如斩，脉如绝，以耗伤之故。

⑥泽：指精液。

⑦炅：热。《素问·举痛论》曰："卒然而痛，得炅则痛立止。"

【译文】

医生诊病时需了解人生的三中境遇，即常贵贱、常贫富、常苦乐。封君王失败后，又妄想封侯王。过惯了被人尊敬的生活，突然生活变得卑贱，虽未中邪，然其心中屈辱，病从内生，耗伤阴血，脉日以竭。习惯了富贵的生活，突然生活变得贫困，忧虑加上生活因素致使五脏之精消耗；精失则气衰，五气流连于各脏腑，留聚则导致某些疾病的产生。既往生活富足，后遭遇劳役大伤。伤及筋脉，筋似斩断，脉似枯绝。假令身体康复，虽可自立行走，然使得津液不能生长。陈伤旧患，气血停留，郁久化热。热毒积聚，败血腐肉而成脓疡；热毒内蕴，邪正胶着而生寒热。

【解析】

诊病时应详细询问患者人生境遇，虽未直接中邪，然长期的忧虑导致内生疾病。

【原文】

暴乐暴苦，始乐后苦，皆伤精气。精气竭绝，形亦寻败。暴怒伤阴，暴喜伤阳。厥气①上行，满脉去形。形乐志苦，病生于脉，治以灸刺。形乐志乐，病生于肉，治以针石。形苦志乐，病生于筋，治以熨引②。形苦志苦，病生咽嗌③，调以甘药。形数惊恐，经络不通，病生不仁，按摩醪药④。

【提要】

此段论述了人生境遇中的苦乐与疾病的关系。

【注释】

①厥气：指气机失常，气逆上冲。

②熨引：热熨与导引辖。

③嗌：咽喉塞住。《輶轩使者绝代语释别国方言》曰："嗌，喧也……秦晋或曰嗌。"

④醪药：谓酒药也。

【译文】

乐则喜，喜则气缓。苦则悲，悲则气消。故苦乐失常，皆失精气，甚至竭绝而形体毁阻矣。怒伤肝，肝藏血，故伤阴。喜伤心，心藏神，故伤阳。厥气，逆气也。凡喜怒过度而伤其精气者，皆能令人气厥逆而上行。气逆于脉故满脉，精脱于中故去形。形乐者身无劳，志苦者心多虑。心主脉，深思过虑，则脉病矣，脉病者当治结络，故当随其宜而灸刺之。形乐者逸，志乐者闲。饱食终日，无所运动，多伤于脾。脾主肌肉，故病生焉。肉病者或为卫气留，或为脓血聚，故当用针石取之。形苦者身多劳，志乐者心无虑。劳则伤筋，故病生于筋。熨以药熨，引谓导引。形苦志苦，必多忧思。忧则伤肺，思则伤脾。脾肺气伤，则虚而不行，气必滞矣。如人之悲忧过度，则喉咙哽咽，食饮难进；思虑过度，则上焦否隔，咽中核塞；即其征也。应以甘味药调理。形体劳苦，数受惊恐，则亦不乐，其经络不通，而不仁之病生，如痿重不知寒热痛痒也。当治以按摩，及饮之酒药，使血气宣畅。

【解析】

形苦者身多劳，劳则耗气，气为阳。志苦者心多虑，虑则耗血，血为阴。故形苦志苦，为阴阳两虚。故《素问·血气形志》曰："形苦志苦，病生于咽嗌，治之以百药。""百"当作"甘"。张景岳《类经·形志苦乐病治不同》也指出："病在嗌者，因损于脏，故当以甘药调补之。甘，旧作百，《灵枢·九针论》作甘药者是，今改从之。"

【原文】

起居何似？曾①问损伤。便利何如？曾服何药？有无胀闷？性情常变，一一详明。

【提要】

此段论述了诊病应详细询问患者饮食起居、服药等情况。

【注释】

①曾：以前，以往。

【译文】

患者生活、居住、工作等环境是怎样？以往患过什么疾病。大小便怎么样？以往服过什么药物？有无胸腹闷胀感？以往是否喜怒无常须一一详细询问。

【解析】

嗜欲苦乐，即询问病人的喜恶。其包括饮食（药物）、精

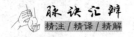

神情志、气候、生活环境等。通过了解病人喜恶，从而把握五脏经络气血的状态。《难经·六十一难》说："问而知之，问其所欲五味，以知其病所起所在也。"体现中医学重视人的主观感觉，强调人体具有自我调节能力，以适应病气对机体的影响。故不可忽略病人喜恶。正如《素问·征四失论》指出："不适贫富贵贱之居，坐之薄厚，形之寒温，不适饮食之宜，不别人之勇怯，不知比类，足以自乱，不足以自明，此治之三失也。"

【原文】

问病不答，必系耳聋。即当询之，是素聋否？不则病久，或经汗下，过伤元气。问而懒答，唯点头者，是中气虚。昏愦不知，问是暴厥，抑是久病。妇女僵厥①，多是中气，须问怒否。妇人凡病，当问月水②，或前或后。师尼寡妇，气血凝滞，两尺多滑，不可言胎，室女③亦同。心腹胀痛，须问旧新。产后须问，坐草④难易，恶露多少，饮食迟早，生子存亡，饮食失节。若问病处，按之而痛止者为虚，按之而痛甚者为实。痛而不易，知为死血。痛无定者，知其为气。

凡问百病，昼则增剧，夜则安静，气病血否；夜则增剧，昼则安静，血病气否。昼热夜静，阳气独旺，入于阳分；昼静夜热，阳气下陷，入于阴中。昼夜俱热，重阳无阴，亟⑤泻其阳，而补其阴；昼夜俱寒，重阴无阳，亟泻其阴，而补其阳。四肢作痛，天阴转甚，必问以前，患霉疮⑥否。

【提要】

此段论述了导致不同病证的内外因素。

【注释】

①僵厥：突然昏倒，肢体不能活动的病证。《灵枢·癫狂》曰："癫疾始作，先反僵。"《素问·大奇论》曰："暴厥者，不知与人言。"

②月水：指月经。

③室女：指未婚女子。

④坐草：妇女临产。明·郎瑛《七修类稿·辨证上·谚语始》曰："今谚谓临产曰坐草。"

⑤亟：急切。《广雅》曰："亟，急也。"

⑥霉疮：霉疮，即梅毒。《疮疡经验全书·卷六》中又名杨梅疮、广疮、时疮、棉花疮。

【译文】

医生询问患者病情，患者闭而不答，必定为耳聋。随即应询问患者家属是否生来就有耳聋？若不是，可能是病久，或过于汗下，导致元气耗伤而致。询问病情时，若患者少气懒言，仅以点头示意，是中气虚衰，即脾胃之气虚弱。若患者头脑昏乱，神志不清，应询问是新病导致还是久病而致。妇女突然昏倒，肢体不能活动的病证，多为中气不足，需询问是否经常发怒。妇女生病，应当询问月经情况，是否提前或推后。尼姑与寡妇，机体气血多凝滞，左右脉多表现为滑脉，不可以诊断为怀孕，未婚女子也是如此，当结合实际情况。若心腹部胀痛不舒，应当询问患病时间。妇女产后，须询问临产过程是否顺利，分娩后恶露排出的多少，什么时候开始进食，乳汁的多少，孩子的存亡情况，孩子的饮食喂养情况。如果对患病之处进行询问，按之疼痛消失为虚证，按之而疼痛加剧为实证。疼痛部位固定不变，为瘀血凝聚。疼痛部位游走不定为气滞也。大凡所有的疾病，若在白天病情加剧，夜晚病情稍减，病位在气分而不在血分；若夜晚病情加剧，白天病情稍缓，则病在血分而非气分。如果白天发热夜晚反而热降，阳气亢盛，入于人体上部；若白天热降而夜晚热升，为阳气下陷，入于下部。若昼夜均热，则为阳盛阴衰，应速泄热而补充津液；若昼夜均寒，则为阴盛阳衰，应速利水且温阳。若患者四肢疼痛，天气变化则疼痛加剧，一定询问患者既往是否患过梅毒。

【解析】

病证当因人而异，性别、年龄、婚否、既往史，以及病证加重缓急等因素，妇人尤其当问胎产情况。临证均当细细辨问。

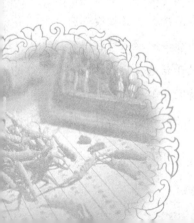

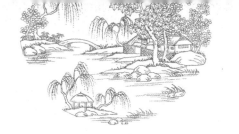

附 《脉诀汇辨》原文歌诀

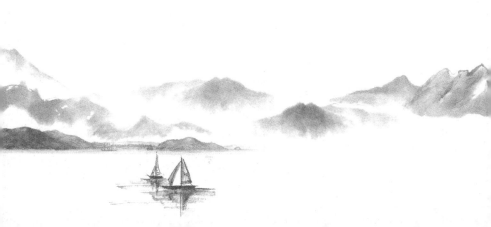

脉学基础

经脉与脉气

脉为血脉，气血之先；血之隧道，气息应焉。

资始于肾，资生于胃；血脉气息，上下循环。

十二经中，皆有动脉；惟手太阴，寸口取决。

脉之大会，息之出入；一呼一吸，四至为息。

呼吸既定，合为一息；日夜一万，三千五百。

呼吸之间，脉行六寸；八百十丈，日夜为准。

凡诊病脉，平旦为准；虚静凝神，调息细审。

部位与诊法

诊人之脉，令仰其掌；掌后高骨，是名关上。审位既确，可以布指；疏密得宜，长短不失。

布指轻重，各自不同；曰举按寻，消息从容。

关前为阳，关后为阴，阳寸阴尺，先后推寻。

男子之脉，左大为顺；女人之脉，右大为顺。

男尺恒虚，女尺恒盛。

阳弱阴强，反此则病。

关前一分，人命之主。左偏紧盛，风邪在表；右偏紧盛，饮食伤里。

神门属肾，两在关后；人无二脉，必死不救。

脉有七诊，曰浮中沉；上下左右，七法推寻。

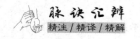

又有九候，即浮中沉；三部各三，合而为名；每候五十，方合于经。

上下、来去、至止六字；阴阳虚实，其中奥旨。

包络与心，左寸之应。惟胆与肝，左关所认。膀胱及肾，左尺为定。胸中及肺，右寸昭彰。胃与脾脉，属在右关。大肠并肾，右尺班班。

尺外以候肾，尺里以候腹。

中附上，左外以候肝，内以候鬲。

右外以候胃，内以候脾。

上附上，右外以候肺，内以候胸中。

左外以候心，内以候膻中。

前以候前，后以候后。

上竟上者，胸喉中事也。下竟下者，少腹腰股膝胫足中事也。

推而外之，内而不外，有心腹积也。

推而内之，外而不内，身有热也。

推而上之，上而不下，腰足清也。

推而下之，下而不上，头项痛也。

按之至骨，脉气少者，腰脊痛而身有痹也。

五脏平脉

五脏不同，各有本脉。左寸之心，浮大而散。右寸之肺，浮涩而短。肝在左关，沉而弦长。肾在左尺，沉石而濡。右关属脾，脉象和缓。右尺相火，与心同断。

春弦夏洪，秋毛冬石；四季之末，和缓不忒。太过实强，病生于外；不及虚微，病生于内。

辨脉提纲

循序渐进，运合自然；应时即至，噪促为愆。

四时百病，胃气为本；脉贵有神，不可不审。

三至为迟，迟则为冷；六至为数，数即热证。

浮沉迟数，辨内外因。

外因于天，内因于人。

天有阴阳，风雨晦明；人喜怒忧，思悲恐惊。

老弱不同，风土各异；既明至理，还贵圆通。

二十八脉

浮脉（阳）

体象 浮在皮毛，如水漂木；举之有余，按之不足。

主病 浮脉为阳，其病在表。左寸浮者，头痛目眩。浮在左关，腹胀不宁。左尺得浮，膀胱风热。右寸浮者，风邪喘嗽。浮在右关，中满不食。右尺得浮，大便难出。

兼脉 无力表虚，有力表实。浮紧风寒，浮缓风湿。浮数风热，浮迟风虚。浮虚暑惫，浮芤失血。浮洪虚热，浮濡阴虚。浮涩血伤，浮短气病。浮弦痰饮，浮滑痰热。浮数不热，疮疽之兆。

沉脉（阴）

体象 沉行筋骨，如水投石；按之有余，举之不足。

主病 沉脉为阴，其病在里。左寸沉者，心寒作痛。沉在左关，气不得申。左尺得沉，精寒血结。右寸沉者，痰停水蓄。沉在右关，胃寒中满。右尺得沉，腰痛病水。

兼脉 无力里虚，有力里实。沉迟痼冷，沉数内热。沉滑痰饮，沉涩血结。沉弱虚衰，沉牢坚积。沉紧冷疼，沉缓寒湿。

迟脉（阴）

体象 迟脉属阴，象为不及；往来迟慢，三至一息。

主病 迟脉主脏，其病为寒。左寸迟者，心痛停凝。迟在左关，癥结挛筋。左尺得迟，肾虚便浊，女子不月。右寸迟者，肺寒痰积。迟在右关，胃伤冷物。右尺得迟，脏寒泄泻，小腹冷痛。五脏为阴，迟亦为阴，是以主脏。

兼脉 有力冷痛，无力虚寒。浮迟表冷，沉迟里寒。迟涩血少，迟缓湿寒。

数脉（阳）

体象 数脉属阳，象为太过；一息六至，往来越度。

主病 数脉主腑，其病为热。左寸数者，头痛上热，舌疮烦渴。数在左关，目泪耳鸣，左颧发赤。左尺得数，消渴不止，小便黄赤。右寸数者，咳嗽吐血，喉腥嗌痛。数在右关，脾热口臭，胃反呕逆。右尺得数，大便秘涩，遗浊淋癃。

兼脉 有力实火，无力虚火。浮数表热，沉数里热。

滑脉（阳中之阴）

体象 滑脉替替，往来流利；盘珠之形，荷露之义。

主病 左寸滑者，心经痰热。滑在左关，头目为患。左尺得滑，茎痛尿赤。右寸滑者，痰饮呕逆。滑在右关，宿食不化。右尺得滑，溺血经郁。

兼脉 浮滑风痰，沉滑痰食。滑数痰火，滑短气塞。滑而浮大，尿则阴痛。滑而浮散，中风瘫痪。滑而冲和，娠孕可决。

涩脉（阴）

体象 涩脉蹇滞，如刀刮竹；迟细而短，三象俱足。

主病 涩为血少，亦主精伤。左寸涩者，心痛怔忡。涩在左关，血虚胁胀。左尺得涩，精伤胎漏。右寸涩者，痞气自汗。涩在右关，不食而呕。右尺得涩，大便艰秘，腹寒胫冷。

兼脉 涩而坚大，为有实热；涩而虚软，虚火炎灼。

虚脉（阴）

体象 虚合四形，浮大迟软；及乎寻按，几不可见。

主病 虚主血虚，又主伤暑。左寸虚者，心亏惊悸。虚在左关，血不营筋。左尺得虚，腰膝痿痹。右寸虚者，自汗喘促。虚在右关，脾寒食滞。右尺得虚，寒证蜂起。

实脉（阳）

体象 实脉有力，长大而坚；应指愊愊，三候皆然。

主病 血实脉实，火热壅结。左寸实者，舌强气壅，口疮咽痛。实在左关，肝火胁痛。左尺得实，便秘腹疼。右寸实者，呕逆咽痛，喘嗽气壅。实在右关，伏阳蒸内，中满气滞。右尺得实，脐痛便难，相火亢逆。

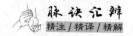

长脉（阳）

体象 长脉迢迢，首尾俱端，直上直下，如循长竿。

主病 长主有余，气逆火盛。左寸长者，君火为病。长在左关，木实之殃。左尺见长，奔豚冲竞。右寸长者，满逆为定。长在右关，土郁胀闷。右尺见长，相火专令。

短脉（阴）

体象 短脉涩小，首尾俱俯；中间突起，不能满部。

主病 短主不及，为气虚证。左寸短者，心神不定。短在左关，肝气有伤。左尺得短，少腹必疼。右寸短者，肺虚头痛。短在右关，膈间为殃。右尺得短，真火不隆。

洪脉（阳）

体象 洪脉极大，状如洪水；来盛去衰，滔滔满指。

主病 洪为盛满，气壅火亢。左寸洪者，心烦舌破。洪在左关，肝脉太过。左尺得洪，水枯便难。右寸洪者，胸满气逆。洪在右关，脾土胀热。右尺得洪，龙火燔灼。

微脉（阴）

体象 微脉极细，而又极软；似有若无，欲绝非绝。

主病 微脉模糊，气血大衰。左寸微者，心虚忧惕。微在左关，寒挛气乏。左尺得微，髓竭精枯。右寸微者，中寒少气。微在右关，胃寒气胀。右尺得微，阳衰寒极。

紧脉（阴中之阳）

体象 紧脉有力，左右弹人；如绞转索，如切紧绳。

主病 紧主寒邪，亦主诸痛。左寸紧者，目痛项强。紧在左关，胁肋痛胀。左尺紧者，腰脐作痛。右寸紧者，鼻塞膈壅。紧在右关，吐逆伤食。右尺得紧，奔豚疝疾。

兼脉 浮紧伤寒，沉紧伤食。急而紧者，是谓遁尸。数而紧者，当主鬼击。

缓脉（阴）

体象 缓脉四至，来往和匀；微风轻飚，初春杨柳。

兼脉、主病 缓为胃气，不主于病。取其兼见，方可断证。浮缓伤风，沉缓寒湿。缓大风虚，缓细湿痹。缓涩脾薄，缓弱气虚。左寸涩缓，少阴血虚。左关浮缓，肝风内鼓。左尺缓涩，精宫不及。右寸浮缓，风邪所居。右关沉缓，土弱湿侵。右尺缓细，真阳衰极。

芤脉（阳中阴）

体象 芤乃草名，绝类慈葱；浮沉俱有，中候独空。

主病 芤状中空，故主失血。左寸芤者，心主丧血。芤在左关，肝血不藏。左尺得芤，便红为咎。右寸芤者，相傅阴亡。芤在右关，脾血不摄。右尺得芤，精漏欲竭。

弦脉（阳中之阴）

体象 弦如琴弦，轻虚而滑；端直以长，指下挺然。

主病 弦为肝风，主痛主疟，主痰主饮。左寸弦者，头痛心劳。弦在左关，痰疟癥瘕。左尺得弦，饮在下焦。右寸弦者，胸及头疼。弦在右关，胃寒膈痛。右尺得弦，足挛疝痛。

兼脉 浮弦支饮，沉弦悬饮。弦数多热，弦迟多寒。阳弦头疼，阴弦腹痛。单弦饮癖，双弦寒痼。

革脉（阳中之阴）

体象 革大弦急，浮取即得；按之乃空，浑如鼓革。

主病 革主表寒，亦属中虚。左寸革者，心血虚痛。革在左关，疝瘕为祟。左尺得革，精空可必。右寸革者，金衰气壅。革在右关，土虚而疼。右尺得革，殒命为忧。女人得之，半产漏下。

牢脉（阴中之阳）

体象 牢在沉分，大而弦实；浮中二候，了不可得。

主病 牢主坚积，病在乎内。左寸牢者，伏梁为病。牢在左关，肝家血积。左尺得牢，奔豚为患。右寸牢者，息贲可定。牢在右关，阴寒痞癖。右尺得牢，疝瘕痛甚。

濡脉（阴中之阴）

体象 濡脉细软，见于浮分；举之乃见，按之即空。

主病 濡主阴虚，髓竭精伤。左寸濡者，健忘惊悸。濡在左关，血不荣筋。左尺得濡，精血枯损。右寸濡者，膝虚自汗。濡在右关，脾虚湿侵。右尺得濡，火败命倾。

弱脉（阴）

体象 弱脉细小，见于沉分；举之则无，按之乃得。

主病 弱为阳陷，真气衰弱。左寸弱者，惊悸健忘。弱在左关，木枯挛急。左尺得弱，涸流可征。右寸弱者，自汗短气。弱在右关，水谷之痾。右尺得弱，阳陷可验。

散脉（阴）

体象 散脉浮乱，有表无里；中候渐空，按则绝矣。

主病 散为本伤，见则危殆。左寸散者，怔忡不卧。散在左关，当有溢饮。左尺得散，北方水竭。右寸散者，自汗淋漓。散在右关，胀满蛊坏。右尺得散，阳消命绝。

细脉（阴）

体象 细直而软，累累萦萦；状如丝线，较显于微。

主病 细主气衰，诸虚劳损。左寸细者，怔忡不寐。细在左关，肝血枯竭。左尺得细，泄痢遗精。右寸细者，呕吐气怯。细在右关，胃虚胀满。右尺得细，下元冷惫。

伏脉（阴）

体象 伏为隐伏，更下于沉；推筋着骨，始得其形。

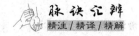

主病 伏脉为阴，受病入深。左寸伏者，血郁之愆。伏在左关，肝血在腹。左尺得伏，疝瘕可验。右寸伏者，气郁之殃。伏在右关，寒凝水谷。右尺得伏，少火消亡。

动脉（阳）

体象 动无头尾，其形如豆，厥厥动摇，必兼滑数。

主病 动脉主痛，亦主于惊。左寸动者，惊悸可断。动在左关，惊及拘挛。左尺得动，亡精失血。右寸动者，自汗无疑。动在右关，心脾疼痛。右尺得动，龙火奋迅。

促脉（阳）

体象 促为急促，数时一止；如趋而蹶，进则必死。

结脉（阴）

体象 结为凝结，缓时一止；徐行而怠，颇得其旨。

主病 结属阴寒，亦由凝积。左寸结者，心寒疼痛。结在左关，疝瘕必现。左尺得结，痿躄之疴。右寸结者，肺虚气寒。结在右关，痰滞食停。右尺得结，阴寒为楚。

代脉（阴）

体象 代为禅代，止有常数；不能自还，良久复动。

主病 代主脏衰，危恶之候。脾土败坏，吐利为咎。中寒不食，腹疼难救。

疾脉（阳）

体象 疾为疾急，数之至极；七至八至，脉流薄疾。

主病 疾为阳极，阴气欲竭。脉号离经，虚魂将绝。渐进渐疾，且夕殒灭。毋论寸尺，短期已决。

诸脉主病

脉之主病，有宜不宜；阴阳顺逆，吉凶可知。

中风之脉，却喜浮迟；数大急疾，兼见难支。

伤寒热病，脉喜浮洪；沉微涩小，证反必凶；汗后脉静，身凉则安；汗后脉躁，热甚必难。阳证见阴，命必危殆；阴证见阳，虽困无害。

伤暑脉虚，弦细芤迟；若兼滑实，别证当知。

劳倦内伤，脾脉虚弱；汗出脉躁，死证可察。

疟脉自弦，弦数者热，弦迟者寒，代散者绝。

泄泻下痢，沉小滑弱；实大浮洪，发热则恶。

呕吐反胃，浮滑者昌；弦数紧涩，结肠者亡。

霍乱之候，脉代勿讶；厥逆迟微，是则可嗟。

嗽脉多浮，浮濡易治；沉伏而紧，死期将至。

喘息抬肩，浮滑是顺；沉涩肢寒，皆为逆证。

火热之证，洪数为宜，微弱无神，根本脱离。

骨蒸发热，脉数为虚；热而涩小，必殒其躯。

劳极诸虚，浮软微弱；土败双弦，火炎则数。

失血诸证，脉必现芤；缓小可喜，数大堪忧。

蓄血在中，牢大却宜；沉涩而微，速愈者希。

三消之脉，浮大者生；细微短涩，形脱堪惊。

小便淋闭，鼻色必黄；数大可疗，涩小知亡。

癫乃重阴，狂乃重阳，浮洪吉象，沉急凶殃。

痫宜虚缓；沉小急实，或但弦急，必死不失。

疝属肝病，脉必弦急。牢急者生，弱急者死。

胀满之脉，浮大洪实；细而沉微，岐黄无术。

心腹之痛，其类有九；细迟速愈，浮大延久。

头痛多弦，浮紧易治；如呈短涩，虽救何及。

腰痛沉弦，浮紧滑实；何者难疗，兼大者矣。

脚气有四，迟数浮濡；脉空痛甚，何可久持。

五脏为积，六腑为聚；实强可生，沉细难愈。

中恶腹胀，紧细乃生；浮大维何，邪气已深。

鬼祟之脉，左右不齐；乍大乍小，乍数乍迟。

五疸实热，脉必洪数；过极而亢，渴者为恶。

水病之状，理必兼沉；浮大出厄，虚小可惊。

痈疽之脉，浮数为阳，迟则属阴，药宜酌量。痈疽未溃，洪大为祥；若其已溃，仍旧则殃。

肺痈已成，寸数而实；肺痿之形，数而无力。肺痈色白，脉宜短涩，浮大相逢，气损血失。肠痈实热，滑数可必；沉细无根，其死可测。

喉痹之脉，迟数为常；缠喉、走马，微伏则难。

中毒之候，尺寸数紧；细微必危，旦夕将殒。

金疮出血，脉多虚细，急实大数，垂亡休治。

妇人之脉，以血为本；血旺易胎，气旺难孕。少阴动甚，谓之有子；尺脉滑利，妊娠可喜。滑疾不散，胎必三月；但疾不散，五月可别。左疾为男，右疾为女；女腹如箕，男腹如釜。

欲产之脉，散而离经。新产之脉，小缓为应；实大弦牢，其凶可明。

小儿之脉，全凭虎口；风、气、命关，三者细剖。

其色维何？色赤为热，在脉则数；色白为寒，在脉则迟；色黄为积，在脉则缓；色青黑痛，在脉则弦。

紫热伤寒；青则惊风；白为疳病；黄乃脾困；黑多赤痢，有紫相兼，口必加渴。虎口纹乱，气不调和。红黄隐隐，乃为常候，无病之色，最为可喜。至夫变态，由乎病甚。因而加变，黄盛作紫，紫盛倾向于青，青盛作黑，黑而一杂，药又何及！

三岁以上，便可凭脉。独以一指，按其三部，六至七至，乃为常则，增则为热，减则为寒。脉来浮数，乳痫风热；虚濡惊风；紧实风痫；弦紧腹痛；弦急气逆；牢实便秘；沉细为冷；乍大乍小，知为祟脉；或沉或滑，皆由宿食；脉乱身热，汗出不食，食已即吐，必为变蒸；浮则为风；伏结物聚；单细疳劳；气促脉代；散乱无伦，此所最忌，百难必一。

所有死证，虽治无成。眼上赤脉，下贯瞳神。囟门肿起，兼及作坑。鼻干黑燥。肚大青筋。目多直视，睹不转睛。指甲青黑。忽作鸦声。虚舌出口。啮齿咬人。鱼口气急，啼不作声。蛔虫既出，必是死形。

脉之指趣，凶吉先定，更有圆机，活泼自审。从证舍脉，从脉舍证，两者画然，药无不应。

别有奇经，常脉之外；无与配偶，所当细察。

奇经之数，共得其八。阴维、阳维、阴跷、阳跷、冲、

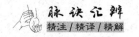

任、督、带，诸脉所决①。

尺外斜上，至寸阴维。尺内斜上，至寸阳维。胸胁刺痛，寒热眩仆。

尺左右弹，阴跷可别，阳缓阴急。寸左右弹，阳跷可决，阴缓阳急。二跷同源，病亦互见。癫痫瘛疭，寒热恍惚。

直上直下，尺寸俱牢；中央坚实，冲脉昭昭。胸中有寒，逆气里急；疝气攻心，支满溺失。

寸口丸丸，紧细实长，男疝女瘕，任脉可详。

直上直下，尺寸俱浮；中央浮起，督脉可求。腰背僵痛风痫为忧。

带脉周回，关左右弹。带下脐痛，精失不安。

脉有反关，动在臂后，别由列缺，移于外络，兄乘弟位。

病脉既明，吉凶当别。常脉之外，又有真脉。真象若见，短期可决。

心绝之脉，如操带钩；转豆躁疾，一日可忧。

肝绝之脉，循刀责责；新张弓弦，死在八日。

脾绝雀啄，又同屋漏；一似水流，又同杯覆。

肺绝维何？如风吹毛，毛羽中肤，三日而号。

肾绝伊何？发如夺索，辟辟弹石，四日而作。

命脉将绝，鱼翔虾游；至如涌泉，莫可挽留。

医之诊脉，将决死生。展转思维，务欲其精。穷搜博采，静气凝神。得心应手，泽及后昆。勉哉同志，相与有成。熟读深思，如见古人。

望、闻、问三诊

望 诊

善诊察色，变化相移；得失在望，断之不移。

五脏六腑，各有部分，额至阙庭，上属咽喉。阙循鼻端，五脏之应。内眦夹鼻，下至承浆，属于六腑。表里各别。自颧下颊，肩背所主，手之部分。牙车下颐，属股膝胫，部分在足。

脏腑色见，一一可征。庭者首面。阙上咽喉。阙中者肺。下极为心。直下者肝。肝左为胆。肝下属脾。方上者胃。中央大肠。夹大肠者，北方之肾。当肾者脐。面王以上，则为小肠。面王以下，膀胱、子处。

更有肢节，还须详察。颧应乎肩。颧后为臂。臂下者手。目内眦上，属于膺乳。夹绳而上，为应乎背。循牙车下，为股之应。中央者膝。膝下为胫。当胫下者，应在于足。巨分者股。巨屈膝膑。

部分已精，须合色脉。五色外见，为气之华。如帛裹朱，赤色所尚。若使如赭，其凶难治。白如鹅羽，不欲如盐。青如苍璧，蓝色可憎。罗裹雄黄，中央正色。设如黄土，败绝之应。黑如重漆，所虑地苍。五色吉凶，求之勿失。

白当肺辛，赤当心苦，青当肝酸，黄当脾甘，黑当肾咸。白则当皮，赤则当脉，青则当筋，黄则当肉，黑则当骨。

五脏之色，皆须端满；如有别乡，非时之过。其色上锐，首空上向；下锐下向，左右如法。

五脏五色，皆见于面；相应于脉，寸尺是践。假令色青，

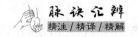

脉当弦急。如色见赤，浮大而散。色黄缓大。色白之征，浮涩而短。其色黑者，沉濡而滑。色青浮涩，或大而缓，名为相胜。浮大而散，若小而滑，名为相生。沉浊为内，浮泽为外。察其浮沉，以知浅深。察其泽夭，以观成败。察其散抟，以知远近。视色上下，以知病处。色明不显，沉夭为甚；若无沉夭，其病不甚。

黄赤为风，青黑为痛，白则为寒，黄则为膏，润则为脓，赤甚为血。

面　部

面上白点，腹中虫积。如蟹爪路，一黄一白，食积何疑。两颧时赤，虚火上炎。面无血色，又无寒热，脉见沉弦，将必衄血。病患黄色，时现光泽，为有胃气，自必不死；干黄少润，凶灾立应。赤现两颧，大如拇指，病虽小愈，必将卒死。黑色出庭，拇指相似，不病卒亡。冬月面惨，伤寒已至。紫浊时病。色白而肥，气虚多痰。黑而且瘦，阴虚火旺。

目　部

目赤色者，其病在心。白病在肺。青病在肝。黄病在脾。黑病在肾。黄而难名，病在胸中。白睛黄淡，脾伤泻痢。黄而且浊，或似烟熏，湿盛黄疸。黄如橘明，则为热多。黄间青紫，脉来必芤，血瘀胸中。眼黑颊赤，乃系热痰。眼胞上下，有如烟煤，亦为痰病。眼黑步坚，呻吟不已，痰已入骨，遍体酸痛。眼黑面黄，四肢痿痹，聚沫风痰，随在皆有。目黄心烦，脉大病进；目黄心烦，脉和病愈。目睛晕黄，衄则未止。

目睛黄者，酒疸已成。黄白及面，眼胞上下，皆觉肿者，指为谷疸，心下必胀。明堂眼下，青色多欲，精神劳伤，不尔未睡。面黄目青，必为伤酒。面无精光，齿黑者危。瘰疬赤脉，贯瞳者凶；一脉一岁，死期已终。目间青脉，胆滞掣痛。瞳子高大，太阳不足。病患面目，俱等无疴。面黄目青，面黄目赤，面黄目白，面黄目黑，此有胃气，理皆不死。面赤目白，面青目黑，面黑目白，面赤目青，此无胃气，皆死何辞。眼下青色，伤寒夹阴。目正圆者，太阳经绝，痉病不治。色青为痛。色黑为劳。色赤为风。色黄溺难。鲜明留饮。目睛皆钝，不能了了，鼻呼不出，吸而不入，气促而冷，则为阴病。目睛了了，呼吸出入，能往能来，息长而热，则为阳病。

鼻 部

鼻头微黑，为有水气。色见黄者，胸上有寒。色白亡血。微赤非时，见之者死。鼻头色黄，小便必难。余处无恙，鼻尖青黄，其人必淋。鼻青腹痛，舌冷者死。鼻孔忽仰，可决短期。鼻色枯槁，死亡将及。鼻冷连颐，十无一生。

血 脉

诊血脉者，多赤多热；多青多痛；多黑久痹；赤黑青色，皆见寒热。

毛 发

发枯生穗，血少火盛。毛发堕落，卫疏有风；若还眉堕，风证难愈。头毛上逆，久病必凶。

形 体

大体为形，形充者气。形胜气者，必主夭亡。气胜形者，寿考之证。气实形实，气虚形虚。形盛脉细，气难布息，已濒于危。形瘦脉大，胸中多气，可断其死。肥人中风，形厚气虚；痰壅气塞，火冲暴厥。瘦人阴虚，血液衰少；相火易亢，故多劳嗽。病人形脱，气盛者死。形体充大，皮肤宽缓，定臻耄耋；形体充大，皮肤紧急，当为夭折。形盛气虚，气盛形虚，形涩脉滑，形大脉小，形小脉大，形长脉短，形短脉长，形滑脉涩，肥人脉细，羸人脉躁，俱为凶候。血实气虚，则体易肥；气实血虚，则体易瘦。肥者能寒。瘦者能热。美髯及胸，阳明有余；髯少而短，阳明不足。坐垂一脚，因有腰痛。行迟者痹，或表素强，或腰脚痛，或有麻木，渐成风疾。里实护腹，如怀卵物，心痛之证。持脉而欠，知其无病。息摇肩者，心中坚急。息引胸中，上气者咳。息而张口，必乃短气，肺痿吐沫。掌寒腹寒，掌热阴虚。诊时病人，叉手扪心，闭目不言，心虚怔忡。仓廪不藏，门户不要。水泉不止，膀胱不藏。头倾视深，精神将夺。背曲肩随，府将坏矣。腰难转摇，肾将惫矣。膝为筋府，屈伸不能，行则偻俯，筋将惫矣。骨为髓府，不能久立，行则振掉，骨将惫矣。眼胞十指，肿必久咳。

死 证

尸臭舌卷，囊缩肝绝。口闭脾绝。肌肉不滑，唇反胃绝。发直齿枯，遗尿肾绝。毛焦面黑，直视目瞑，阴气已绝。眶陷系倾，汗出如珠，阳气已绝。病后喘泻，脾脉将绝。目若正圆，手撒戴眼，太阳已绝。声如鼾睡，吐沫面赤，面黑唇青，人中肿满，唇反出外，发眉冲起，爪甲肉黑，手掌无纹，脐凸跗肿，面青欲眠，目视不见，汗出如油，肝绝之期，在于八日。眉倾胆死，手足甲青，或渐脱落，呼骂不休，筋绝之期，亦如于肝。肩息直视，心绝立死。发直如麻，不得屈伸，自汗不止，小肠绝也，六日而死。口冷足肿，腹热胪胀，泄利无时，乃为脾绝，五日而死。脊痛身重，不可反覆，乃为胃绝，五日而死。耳干背肿，溺血屎赤，乃为肉绝，九日而死。口张气出，不能复返，乃为肺绝，三日而死。泄利无度，为大肠绝。齿枯面黑，目黄腰折，自汗不休，乃为肾绝，四日而死。齿黄枯落，乃为骨绝。

五脏绝证

五脏已夺，神明不守，故作声嘶。循衣摸床，谵语不休，阳明已绝。妄语错乱，不语失音，则为热病，犹或可生。脉浮而洪，身汗如油，喘而不休，乃为肺绝。阳反独留，形如烟熏，直视摇头，乃为心绝。唇吻反青，𪔀𪔀汗出，乃为肝绝。环口黧黑，柔汗发黄，乃为脾绝。溲便遗矢，狂言直视，乃为肾绝。阴气先绝，阳气后竭，临死之时，身面必赤，腋温心热。水浆不下，形体不仁，乍静乍乱，乃为胃绝。六腑气绝，足冷脚缩。五脏气绝，便利不禁，手足不仁。

手太阴绝，则皮毛焦。手少阴绝，则脉不通。足太阴绝，口唇不荣。足少阴绝，则骨髓枯。足厥阴绝，筋缩引卵，渐及于舌。三阴俱绝，眩转矇目。六阳俱绝，阴阳相离；腠理泄绝，汗出如珠；旦占夕死，夕占旦死。

诊病新久

诊其脉小，色不夺者，乃为新病。其脉不夺，其色夺者，乃为久病。脉色俱夺，乃为久病。俱不夺者，乃为新病。

诈　病

向壁而卧，闻医惊起，而目眄视，三言三止，脉之咽唾，此为诈病。

声　诊

肝呼应角，心言应徵，脾歌应宫，肺哭应商，肾呻应羽。五脏五声，以合五音。

大笑不止，乃为心病。喘气太息，乃为肺病。怒而骂詈，乃为肝病。气不足息，乃为脾病。欲言不言，语轻多畏，乃为肾病。前轻后重，壮厉有力，乃为外感。倦不欲言，声怯而低，内伤不足。攒眉呻吟，必苦头痛。叫喊呻吟，以手扪心，为中脘痛。呻吟身重，转即作楚，乃为腰痛。呻吟摇头，攒眉扪腮，乃为齿痛。呻吟不起，为腰脚痛。诊时吁气，为属郁结。摇头而言，乃为里痛。喉中有声，谓之肺鸣；火来乘金，不得其平。形羸声哑，咽中有疮，肺被火囚。声音暴哑，风痰伏火。曾系喊伤，不可断病。声嘶色败，久病不治。气促喉声，痰火哮喘。中年声浊，痰火之殃。独言独语，言谈无绪，思神他寄，思虑伤神。

伤寒坏证，哑为狐惑，上唇有疮，虫食其脏；下唇有疮，虫食其肛。风滞于气，机关不利。出言謇涩，乃为风病。气短不续，言止复言，乃为夺气。衣被不敛，骂詈亲疏，神明之乱，风狂之类；若在热病，又不必论。欲言复寂，忽又惊呼，病深入骨。声音低渺，听不明彻，必心膈间，有所阻碍。细心静听，其情乃得。啾然细长，头中之病。

息　诊

气来短促，不足以息，呼吸难应，乃为虚甚。素无寒热，短气难续，知其为实。吸而微数，病在中焦。实则可生，虚者不治。上焦吸促，下焦吸远，上下睽违，何以施疗？

问　诊

入国问俗，何况治病？本末之因，了然胸臆；然后投剂，百无一失。

凡诊病者，先问何人，或男或女。或老或幼。或为仆妾。寡妇师尼。形之肥瘦。次问得病，起于何日。饮食胃气。梦寐有无。

问其嗜欲，以知其病。好食某味，病在某藏。当分顺逆，以辨吉凶。

心喜热者，知其为寒；心喜冷者，知其为热。好静恶动，知其为虚；烦躁不宁，知其为实。伤食恶食，伤风恶风，伤寒恶寒。或常纵酒。或久斋素。

始终境遇，须辨三常。封君败伤，及欲侯王。常贵后贱，虽不中邪，病从内生，名曰脱营。常富后贫，名曰失精；五气流连，病有所并。常富大伤，斩筋绝脉；身体复行，令泽不息。故伤败结，留薄归阳，脓积寒炅。

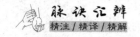

暴乐暴苦，始乐后苦，皆伤精气。精气竭绝，形亦寻败。暴怒伤阴，暴喜伤阳。厥气上行，满脉去形。形乐志苦，病生于脉，治以灸刺。形乐志乐，病生于肉，治以针石。形苦志乐，病生于筋，治以熨引。形苦志苦，病生咽嗌，调以甘药。形数惊恐，经络不通，病生不仁，按摩醪药。

起居何似？曾问损伤。便利何如？曾服何药？有无胀闷？性情常变，一一详明。

问病不答，必系耳聋。即当询之，是素聋否？不则病久，或经汗下，过伤元气。问而懒答，唯点头者，是中气虚。昏愦不知，问是暴厥，抑是久病。妇女僵厥，多是中气，须问怒否。妇人凡病，当问月水，或前或后。师尼寡妇，气血凝滞，两尺多滑，不可言胎，室女亦同。心腹胀痛，须问旧新。产后须问，坐草难易，恶露多少，饮食迟早，生子存亡，饮食失节。若问病处，按之而痛止者为虚，按之而痛甚者为实。痛而不易，知为死血。痛无定者，知其为气。

凡问百病，昼则增剧，夜则安静，气病血否；夜则增剧，昼则安静，血病气否。昼热夜静，阳气独旺，入于阳分；昼静夜热，阳气下陷，入于阴中。昼夜俱热，重阳无阴，亟泻其阳，而补其阴；昼夜俱寒，重阴无阳，亟泻其阴，而补其阳。四肢作痛，天阴转甚，必问以前，患微疮否。

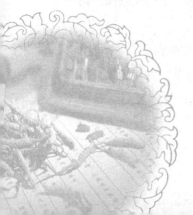